HERNIES

HYGIÈNE ET THÉRAPEUTIQUE

PAR LE

Dr Just LUCAS-CHAMPIONNIÈRE

CHIRURGIEN DE L'HOTEL-DIEU
MEMBRE DE L'ACADÉMIE DE MÉDECINE
MEMBRE DU CONSEIL D'HYGIÈNE ET DE SALUBRITÉ
DU DÉPARTEMENT DE LA SEINE

Avec 101 figures dans le texte

J. RUEFF, ÉDITEUR
106, Boulevard Saint-Germain. — PARIS

1904

HERNIES

HYGIÈNE ET THÉRAPEUTIQUE

HERNIES

HYGIÈNE ET THÉRAPEUTIQUE

PAR LE

Dr Just LUCAS-CHAMPIONNIÈRE

CHIRURGIEN DE L'HOTEL-DIEU
MEMBRE DE L'ACADÉMIE DE MÉDECINE
MEMBRE DU CONSEIL D'HYGIÈNE ET DE SALUBRITÉ
DU DÉPARTEMENT DE LA SEINE

Avec 101 figures dans le texte

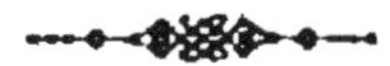

J. RUEFF, ÉDITEUR
106, Boulevard Saint-Germain. — PARIS

1904

HERNIES

HYGIÈNE ET THÉRAPEUTIQUE

Introduction.

Ce petit livre est avant tout une œuvre essentiellement pratique consacrée à la thérapeutique et à l'hygiène. J'ai cherché à réunir sous la forme la plus abrégée possible les notions indispensables à qui doit et veut traiter les hernies, c'est-à-dire à tout médecin et à tout élève soucieux de s'instruire de la pratique.

Toutefois, comme je n'accepte pas du tout un bon nombre de données admises sur l'anatomie et la physiologie des hernies qui me paraissent constituer des erreurs dangereuses, je fais précéder les chapitres plus complets de thérapeutique par quelques aphorismes relatifs à l'anatomie et à la physiologie. Ils n'ont aucune prétention à une description même abrégée. Ils me permettent seulement de rappeler certaines observations fondamentales qui me sont propres et sont radicalement opposées à des notions acceptées comme vérités incontestables.

***

Il semble que tout est banal et archiconnu dans l'étude de la hernie :

Anatomie banale ;

Pathologie banale ;

Bandage banal ;

Opération banale de la cure radicale.

Or, bien peu d'états pathologiques sont plus mal connus, quoiqu'il n'y en ait pas de plus fréquents.

Le médecin n'étudie pas la hernie parce qu'il la confie au bandagiste.

Le bandagiste manque des premiers éléments scientifiques pour l'étudier.

Le bandage mérite pourtant beaucoup d'attention, nécessite une réelle instruction et beaucoup d'ingéniosité.

L'opération de la cure radicale pour être utile est une des plus complexes que l'on ait à faire pour une difformité.

Il faut, pour la mener à bien, autant d'expérience particulière que pour toutes les opérations que l'on a spécialisées pour leur donner plus de perfection (cataracte, laryngotomie, lithotritie, etc., etc.).

Cependant, chacun l'entreprend sans aucune étude spéciale. Traitée avec légèreté, elle devient de médiocre ressource, et les résultats misérables que l'on en observe trop fréquemment sont dus précisément à ce qu'elle est mal étudiée, insuffisamment travaillée et appliquée par des opérateurs inexpérimentés en la matière. On voit à chaque instant des récidives rapides, des adhérences douloureuses, des paquets épiploïques non réséqués. On voit des récidives même chez les enfants, même chez les femmes. Pratiquée de la sorte, l'opération sera mésestimée et perdra beaucoup de sa valeur réelle.

⁂

Jusqu'à une époque toute récente, la hernie a été une des difformités ou une des lésions les plus mal étudiées. Encore à l'heure actuelle, bien peu nombreux sont les observateurs en mesure de la connaître complètement, même au point de vue théorique.

Cela tient à ce que la hernie constitue une véritable entité vivante.

Son étude sur le cadavre est tout à fait insuffisante.

Son étude directe sur le vivant *au moment de l'étranglement*, est plus décevante encore. Elle a engendré de véritables erreurs.

Son étude pendant la vie, telle qu'elle se présente lors d'une cure radicale pratiquée par un procédé large, méthodique, durant une période de temps suffisante, a permis une connaissance complète, mais elle est de date toute récente.

Cette étude, véritable autopsie sur le vivant, est la seule condition qui permette d'avoir une idée nette de l'anomalie physiologique et anatomique créée par la hernie.

Je suis des tous premiers qui ont fait cette étude, et dès le début de mes opérations, j'ai agi très largement et très méthodiquement.

Non seulement, depuis plus de vingt ans, j'ai fait de nombreuses opérations sur des hernies étranglées, mais j'ai pratiqué plus de mille opérations, exactement 1,158, sur toutes les variétés de hernies.

Je n'avais abordé cette étude spéciale qu'après avoir consciencieusement étudié la littérature herniaire.

Or, j'ai été très vite frappé de l'extraordinaire vanité de cette littérature, des erreurs grossières qu'elle contient et qui passent pour des vérités intangibles, de l'ignorance absolue des conditions physiologiques de la hernie et de certaines actions thérapeutiques.

J'ai vu que l'hygiène et la thérapeutique de la hernie étaient par suite dans une enfance à peine admissible.

Depuis nombre d'années, j'ai cherché par des leçons didactiques très répétées à mettre en lumière les plus importants des faits que j'avais observés, à donner régulièrement des études complètes sur les hernies qui seront publiées successivement.

En outre et chaque jour, au lit du malade, j'ai, par des descriptions rapides, par des formules courtes, par des sortes d'aphorismes, inculqué à mes élèves les notions indispensables et fondamentales qui me paraissent devoir constituer le minimum de ce qui doit être connu pour permettre de soigner des hernieux et de diriger leur hygiène aussi bien que leur thérapeutique.

Ce sont, tirés des leçons de chaque jour, ces aphorismes que l'on m'a demandé bien des fois de publier, que je donne aujourd'hui. Ils peuvent être considérés comme une sorte de programme de mes leçons qu'ils résument en bon nombre de points et surtout comme un véritable manuel de thérapeutique.

Ils ne remplacent en aucune manière les leçons didactiques que j'ai consacrées à la hernie, mais permettent d'en attendre puis d'en mieux comprendre la lecture.

En s'en inspirant, on pourra sortir des habitudes actuelles de négation trop simple de la thérapeutique utile.

On pourra faire autre chose qu'abandonner le hernieux à la discrétion du bandagiste.

On pourra modérer, faire supporter, enrayer la difformité la plus commune dont l'humanité ait à souffrir.

A propos du bandage, j'ai, au cours du livre, écrit un chapitre spécial contenant toutes les notions indispensables pour le médecin.

Mais, on ne saurait faire une leçon profitable sans *montrer* les bandages et jusqu'aujourd'hui aucun livre ne permet un exposé fructueux, de telle sorte que bien rares sont ceux qui peuvent directement étudier un bandage et même simplement comprendre un catalogue de bandagiste.

J'ai cherché à combler cette lacune en prenant précisément ces figures telles que les constructeurs les font connaître.

Grâce à la complaisance de MM. Colin, Rainal, Wicham, Mathieu, Galante, j'ai fait une sorte d'iconographie des bandages généraux, sans chercher à exposer des cas trop exceptionnels.

J'ai emprunté ces figures, soit à des catalogues courants, soit à des livres spéciaux. Parmi ces derniers, je tiens à signaler les emprunts multiples que j'ai faits à la très intéressante brochure de M. Wickam, sur le bandage anglais (Doin, 1900), et surtout au beau livre de MM. Léon et Jules Rainal, le *Bandage herniaire : autrefois, aujourd'hui.* (Masson, 1899.)

CHAPITRE PREMIER.

—

Quelques mots
sur l'Anatomie et la Physiologie des Hernies

Hernie abdominale.

On dit qu'il existe une hernie abdominale toutes les fois qu'une des parties contenues dans la cavité abdominale en a franchi les limites pour venir se placer, en dehors de cette cavité, en une région plus moins superficielle et rapprochée des téguments.

La hernie forme une tumeur variable par son aspect, par son contenu. Elle est indolente bien souvent, mais peut aussi causer de vives douleurs.

En règle générale, elle peut passer inaperçue pendant un temps considérable.

Elle s'accompagne d'une diminution de la force musculaire du sujet. Toutefois, cette diminution est très variable et la hernie se rencontre chez des sujets d'une grande puissance musculaire. Elle est fréquente dans l'espèce humaine.

Les estimations statistiques sur sa fréquence varient notablement. La statistique de Berger, pour le département de la Seine, indique qu'il y a un hernieux sur 14 hommes et une hernie pour 44 femmes.

Pour bien des raisons, j'estime que ce chiffre est beaucoup au-dessous de la vérité.

Il est évident en outre, bien que les statistiques manquent, que dans certaines régions certaines races sont extraordinairement riches en hernies et ce ne sont point celles qui en apparence sont le moins vigoureuses.

Anatomie.

La hernie se compose, dit-on, d'un sac séreux surajouté à la grande cavité péritonéale et dans lequel pénètrent les viscères.

Le *fond* de ce sac et le *collet* sont les parties constituantes qui doivent attirer le plus l'attention.

Cela n'est exact qu'en partie, ce résumé est insuffisant.

Au-dessus du collet existe une partie que l'on ne décrit pas, c'est l'*infundibulum* séreux qui précède la hernie.

Or, cet infundibulum joue un rôle des plus importants dans la physiologie pathologique de la hernie.

Même pour la hernie inguinale, il est souvent le siège d'altérations propres à la hernie comme les adhérences que l'on méconnaît. Mais dans la hernie crurale surtout et même dans la hernie ombilicale, on peut dire que l'infundibulum est la moitié de la hernie.

C'est bien là une notion capitale puisque toutes les

opérations destinées à guérir la hernie qui n'en tiennent pas compte laissent subsister une partie importante de la hernie et par conséquent sont frappées à l'avance de caducité. C'est le cas de l'immense majorité de ces opérations.

Variété des hernies.

Les hernies occupent habituellement des sièges fixes et reçoivent leurs dénominations de leurs localisations.

Les variétés régulièrement étudiées sont :

La hernie inguinale ;

La hernie crurale ;

La hernie ombilicale ;

La hernie épigastrique.

L'éventration qui occupe des sièges variables et que l'on rencontre le plus souvent au niveau des cicatrices des diverses laparotomies, des opérations qui ont intéressé la paroi abdominale, se sont tellement multipliées depuis quelque temps que, même dans un livre très élémentaire, il faut leur faire une place.

Les autres variétés, bien connues des chirurgiens, ne peuvent être étudiées qu'à l'état de très rares exceptions, nous les laisserons de côté.

Hernie inguinale.

L'histoire anatomique de la hernie est parfaitement mal faite. Non seulement elle est très incomplète, mais elle est encombrée de légendes qu'il faut oublier si on veut l'étudier utilement.

Telle est d'abord la classification même des hernies inguinales en *obliques externes, obliques internes et hernies directes.*

L'histoire des fossettes péritonéales, la proximité de l'épigastrique ou de l'anastomose de l'obturatrice qui ont pour conséquence la blessure de ces vaisseaux. Bien d'autres inexactitudes ont *été* commises par les anatomistes.

La hernie inguinale occupe *toujours* le canal inguinal plus ou moins déformé. Si on trouvait des exemples d'exceptions à cette règle, ils seraient *tellement rares* qu'il y aurait inconvénient à former une classification rien que pour leur assigner une place particulière, il faudrait les considérer comme des formes d'éventration ne différant pas des autres variétés d'éventration et demandent une étude différente de celle de la hernie inguinale.

Ce qui a trompé pour toutes ces questions anatomiques, ça été la difficulté de faire une bonne dissection de cas de hernies suffisamment nombreux et l'affaissement des parties sur le cadavre. La dissection, sur le vivant, des hernies pour la cure radidicale est bien faite pour remettre les choses au point.

En la suivant attentivement, on fait de réels progrès.

En outre, tous les observateurs avaient eu le grand tort de conclure anatomiquement de l'étude des hernies étranglées et cela a été la source d'erreurs grossières. Lors de l'étranglement, les parties sont très déformées et on prend pour des dispositions anatomiques fondamentales des particularités qui sont le résultat de l'altération des tissus

La hernie inguinale est la hernie *formée dans le canal inguinal.* Elle suit le même chemin que le canal déférent. La hernie inguinale est le plus habituellement une lésion congénitale.

Les hernies inguinales diffèrent surtout entre elles par la date de l'apparition.

Les connexions de la hernie et du cordon sont le plus souvent intimes. Les cas dans lesquels le cordon est dissocié sont bien plus nombreux que ceux dans lesquels la hernie est à côté du cordon.

Dans la hernie inguinale, la lésion intéressante existe tout entière au niveau du canal inguinal.

C'est au niveau du canal inguinal que doivent porter tous les efforts pour la guérison ou pour la cure palliative.

La forme, la longueur et même la constitution des parois du canal inguinal varient beaucoup, mais la hernie occupe *toujours* le trajet du canal et l'artère épigastrique se rencontre *toujours* à son côté interne.

La hernie inguinale présente habituellement un sac séreux épais ou résistant. Mais on la rencontre aussi avec un sac graisseux analogue à celui de la hernie crurale.

Les variations de la graisse sous-péritonéale sont très grandes et méritent une étude très complète aussi bien au point de vue du traitement palliatif qu'au point de vue de la cure radicale sérieusement faite.

Les Collets.

Le sac séreux qui contient la hernie est divisé en trois parties, *le fond* (partie dilatée et proéminente, *le collet* ou la partie rétrécie, puis au-dessus du collet l'*infundibulum* ou entonnoir séreux qui, de l'abdomen mène à la partie rétrécie du sac.

On observe pour le fond du sac toutes les variétés possibles.

On admet aussi que le collet ou partie rétrécie soit variable dans sa forme et même que l'on observe accidentellement des collets multiples.

C'est l'inverse qu'il faut admettre. La multiplicité des collets est la règle et non l'exception. Sur le sujet mort et surtout sur le sujet en état d'étranglement, l'un des collets, le plus serré, attire l'attention. Mais lorsque l'on dissèque une hernie sur le vivant à l'état normal, il est facile de discerner des collets très multiples dans un très grand nombre de hernies.

La Hernie inguinale directe.

Je n'ai jamais rencontré de hernie inguinale directe avec le caractère classique indiqué artère épigastrique en dehors et en avant du collet de la hernie. J'ai quelquefois rencontré la paroi postérieure du canal inguinal si bien effondrée que l'on pouvait admettre une certaine forme de hernie se faisant directement.

J'ai surtout pu constater cette disposition le 11 janvier 1901, sur un sujet que j'opérais pour une hernie inguinale droite.

Cet homme, âgé de 45 ans, avait une hernie peu volumineuse mais assez douloureuse.

Le canal inguinal n'était pas très large et sa pénétration fut assez difficile.

Le sac rencontré dans le canal inguinal avait plutôt les caractères du sac crural avec une doublure de graisse et cependant il adhérait intimement aux fibres musculaires du crémaster. Sa dissection fut extrêmement laborieuse.

Le sac entrait dans l'abdomen directement en arrière, soit très bas et très près du pubis. Mais au-dessus de ce point, on ne rencontrait pas les éléments du cordon. Le canal déférent, distinct en dessous paraissait bien se diriger directement par cet orifice dans l'abdomen.

Je pense donc que si on peut considérer cette hernie comme une variété de hernie directe, il faut surtout la considérer comme résultant d'une difformité primitive du canal inguinal, difformité caractérisée par un redressement de ce canal, une brièveté exceptionnelle, et qui le place tout à fait en bas, au-dessus du pubis.

On conçoit alors qu'il n'y ait aucune raison dans ces cas pour que l'artère épigastrique soit au côté externe du sac.

Un fait qui peut servir à confirmer cette hypothèse, c'est que toute la portion de paroi sectionnée au-dessus du point de pénétration du sac dans l'abdomen était absolument musculaire.

Le sac fut disséqué très laborieusement et la réfection de la paroi pu être accomplie suivant ma méthode ordinaire.

Je pense donc que la classification des hernies est fort mal conçue.

Il n'y a qu'une variété de hernie inguinale à proprement parler, celle qui suit de près le cordon.

Dans des cas si rares que leur démonstration n'est guère faite, la hernie peut, par un effondrement de la paroi, sortir au voisinage du canal inguinal. Mais cela n'est certainement pas le fait d'une prédisposition anatomique et c'est un abus que de faire une classification pour mettre les faits de ce genre en parallèle avec la forme coutumière de la hernie inguinale.

Si on a le droit de contester la disposition anatomique attribuée à la hernie directe, que dire des *symptômes* qu'on lui attribue? Que dire des chirurgiens même célèbres qui diagnostiquent la hernie directe? J'ai étudié avec soin les symptômes qui sont assignés à de prétendues hernies inguinales directes ou oblique interne, je ne les ai jamais vu répondre à cette disposition.

Hernie crurale.

La hernie crurale est une lésion essentiellement différente de la hernie inguinale. C'est à grand tort qu'on les compare.

Ordinairement même, l'histoire de la seconde est simplement calquée sur celle de la première, comme si le vocable de hernie devait faire de ces difformités deux lésions identiques à la région près.

Cependant la hernie crurale diffère de la hernie inguinale :

« Par la nature de son sac irrégulier, à doublure graisseusse, constituant une partie importante de la tumeur saillante formée par la hernie.

« La réductibilité de ce sac en masse pendant une certaine période de la hernie.

« Le fait que la hernie n'occupe pas un canal préexistant.

« Le canal crural est un canal de convention et la hernie crurale n'est réellement *formée que lors-*

qu'elle en sort. Jusque-là son existence reste problématique.

« Sans l'orifice du fascia crébriforme la hernie n'existe pas.

« Le mode des accidents propres à cette hernie est tout à fait différent de celui des accidents des autres hernies, aussi bien pour les accidents légers que pour les accidents graves.

« Ces accidents sont plus menaçants et plus graves. »

Le traitement palliatif de cette hernie est très inférieur à celui de la hernie inguinale.

La cure radicale donne d'excellents résultats.

Elle est mieux *indiquée encore que pour les autres variétés de hernies.*

Il y a une hernie crurale congénitale.

Hernie ombilicale.

La hernie ombilicale est celle qui se fait au niveau de l'anneau ombilical, ou au voisinage de cet anneau ; on dirait mieux en disant dans la région ombilicale.

On groupe sous le même nom des lésions très différentes.

Il y a une hernie congénitale due à une malformation rare qui peut être incompatible avec la vie et constitue en tous cas une monstruosité redoutable.

Il y a une hernie de l'enfance qui se fait au niveau de l'anneau ombilical qui n'est, à proprement parler, qu'une lésion congénitale due à un trouble, à un retard dans le développement et la fermeture de la région.

Il y a enfin une hernie de l'adulte qui présente les volumes et les formes les plus variés.

Même en laissant de côté la grande monstruosité, ces hernies n'ont de commun entre elles que le nom et la région. Il y a entre elles des différences fondamentales.

La hernie ombilicale par la masse des éléments graisseux sous-péritonéaux se rapproche de la hernie crurale plus que de la hernie inguinale.

Elle est caractérisée dans la période infantile par sa *tendance à la guérison spontanée,* telle que les rares hernies ombilicales qui subsistent chez le jeune sujet, persistent probablement en certains cas, à cause de l'application intempestive de bandages.

Au contraire, la hernie de l'adulte est remarquable par sa tendance à un développement progressif.

La variété et la gravité de ses complications sont très redoutables et, tout sujet susceptible de supporter une opération sans mauvaises chances *flagrantes devrait être soumis à la cure radicale.*

Celle-ci est plus difficile à maintenir que celle obtenue pour les hernies précédentes. Mais elle donne encore des succès satisfaisants à qui sait la pratiquer et surveiller les suites.

L'engraissement joue dans le développement et les complications de la hernie ombilicale un rôle plus grand encore que pour les autres variétés de hernies.

Les variétés de forme, de dimension et de contenu de ces sortes de hernies donnent aux opérations un caractère de complexité quelquefois très grande. Mais la gravité de la hernie est telle qu'il n'y a pas lieu de s'y arrêter toutes les fois que le sujet semble en état de les supporter.

Eventration.

L'éventration qui peut résulter de tous les traumatismes de la paroi abdominale, rare autrefois devient une maladie commune depuis les opérations de laparotomie et depuis le développement des opérations d'appendicite surtout pour les chirurgiens qui ont adopté l'incision basse dite de Roux.

C'est une lésion qui se rapproche beaucoup de la hernie ombilicale avec un même étalement de la séreuse.

Le polymorphisme y est encore plus marqué.

L'engraissement y joue le rôle capital. Aucun médecin ou chirurgien n'arrivera à un succès de thérapeutique quelconque sans tenir compte de cette notion.

Plus encore que la hernie ombilicale, cette lésion est progressive. Aussi, il n'y a pas lieu d'hésiter à l'opérer dès qu'on l'observe, et tant qu'un sujet présente de bonnes conditions générales.

L'opération est plus difficile encore à réaliser que l'opération de la hernie ombilicale.

La tendance à la récidive est très grande.

La constance de la guérison dépend essentiellement de la docilité du sujet.

Le traitement palliatif est très difficile. Mais, suivi par un médecin bien au courant de la thérapeutique générale des hernies, il peut donner des résultats très satisfaisants.

Il peut enrayer les douleurs et éviter les complications mortelles qui seraient très menaçantes.

Hernie épigastrique.

La hernie épigastrique est une des variétés les plus curieuses des hernies. Ses symptômes graves sont tout à fait hors de proportion avec son volume et la nature de son contenu qui, le plus souvent, est insignifiant.

Son développement se rattache à l'issue hors la ligne blanche de paquets cellulo-graisseux qui sont plus ou moins tôt suivis d'un cul-de-sac synovial. Dès la sortie du paquet graisseux des symptômes relativement graves peuvent exister.

Même avec l'issue d'un très petit cul-de-sac péritonéal et *sans contenu herniaire bien distinct*, ces hernies peuvent présenter des accidents très graves (douleurs, vomissements).

On doit toujours les rechercher en cas d'accidents gastro-intestinaux inexpliqués.

Une fois leur découverte faite, il n'y a pas lieu d'hésiter à les opérer.

L'opération est habituellement peu dangereuse. Elle amène une guérison parfaite.

Elle fait disparaître tous les accidents gastro-intestinaux d'apparence si grave.

Son traitement palliatif est peu efficace en général.

Cependant, j'en ai vu quelques bons résultats.

Hernies multiples.

Il n'est point rare d'observer plusieurs hernies chez le même sujet. Mieux on étudie les patients et plus souvent on observe le fait. La difformité étant le plus souvent indolente, il est très facile de méconnaître cette multiplicité. Le sujet n'attire votre attention que sur la hernie dont il souffre.

La constatation de ce fait a une grande importance au point de vue de la thérapeutique.

Cette *herniosité*, cette disposition à faire des hernies étant constatée, le médecin a le devoir de surveiller de très près le traitement palliatif et doit chercher au moins à empêcher la situation de s'aggraver s'il ne peut déterminer la cure de cette infirmité.

On peut, en certains cas, faire un partage des moyens thérapeutiques, guérir par la cure radicale celles des hernies qui sont douloureuses ou dangereuses et faire le traitement palliatif des autres.

Certaines hernies sont plus communément accompagnées de la multiplicité des lésions. C'est ainsi, par exemple, que la hernie ombilicale, rare chez l'homme, est chez lui presque toujours accompagnée d'autres hernies.

Rôle de la graisse dans les hernies.

Le rôle de la graisse dans les hernies est capital. Le développement de la graisse joue dans l'évolution de la hernie, dans sa préparation, un rôle peu connu et très mal apprécié.

En outre, chez le sujet antérieurement atteint de hernie, il amène des complications de tous ordres qui rendent la hernie intolérable, puis dangereuse.

Enfin, il met un obstacle souvent insurmontable à la thérapeutique palliative comme à la thérapeutique curatrice. *La graisse est l'ennemi du hernieux.*

Période de la hernie méconnue.

Il est rare qu'une hernie soit reconnue au moment où elle se produit. La hernie ne déterminant habituellement pas de douleur, reste à l'état latent pendant des périodes considérables. Le sujet ne s'en aperçoit que lors du développement de la douleur ou d'une complication. De là, tant de hernies méconnues. De là, tant de hernies ayant présenté des accidents que l'on aurait pu éviter.

Il serait très important d'attirer l'attention sur ce fait parce qu'en bien des circonstances, une opération de cure radicale faite dès les premiers instants du développement serait pratiquée dans des conditions extraordinairement favorables.

Même un traitement immédiat et la direction de l'hygiène du hernieux pourraient donner au traitement palliatif une valeur qu'il n'a pas habituellement en le faisant débuter de très bonne heure.

L'Effort.

La hernie est bien loin d'être une résultante constante de l'effort.

L'effort aide le plus souvent à la manifestation d'une hernie préexistante.

C'est par un abus de langage que l'on fait la confusion. La hernie est, dans l'immense majorité des cas, une lésion congénitale qui n'est pas incompatible avec une réelle puissance musculaire.

Le hernieux a tout intérêt à être mis dans le cas d'utiliser cette valeur musculaire mécaniquement paralysée par la hernie.

On peut remarquer que, même dans les cas dans lesquels sa valeur musculaire est abaissée, il a intérêt à ne pas augmenter cette déchéance musculaire par l'inaction.

Ce sont des principes qui doivent dominer toute la thérapeutique des hernies aussi bien en ce qui concerne les opérations qu'en ce qui concerne leur traitement médical et palliatif.

Liquide dans le sac herniaire.

Dans la description on tient peu compte de la présence de liquide dans la cavité abdominale. Cependant cette éventualité se produit et joue un rôle considérable dans l'incoercibilité des hernies.

Chez les enfants, elle est assez commune, mais passagère.

On voit des hernies maintenues habituellement par un bandage sous lequel les hernies se mettent à glisser constamment.

Le fait est assez commun. Il est passager et le sujet, traité ou non traité, cesse de présenter ce phénomène au bout de temps variables.

Chez le sujet âgé ou cachectique, il en est tout autrement. Une hernie devient incoercible sans que l'on s'en rende compte. Si on suit le sujet on voit se développer chez lui une ascite qui peut dépendre de plusieurs causes.

J'ai vu plusieurs fois le cas se présenter avec de la cirrhose. L'incoercibilité récente des hernies me permettant de signaler un peu d'ascite, j'ai pu établir un pronostic grave et annoncer l'évolution des accidents.

C'était l'incoercibilité récente de la hernie qui m'avait fait reconnaître l'épanchement abdominal encore trop peu abondant pour donner d'autres signes manifestes.

Rôle des gaz dans la hernie.

Les gaz jouent dans les hernies un rôle considérable.

A bien des reprises différentes, des observateurs ont tenté de préciser ce rôle. Ils ont trouvé peu de crédit parmi les chirurgiens.

Cependant la difficulté de circulation des gaz varie à l'infini dans les hernies et cause des accidents de toutes sortes, depuis les accidents les plus légers jusqu'à l'étranglement même.

Il est impossible de nier des phénomènes dont les malades ont réellement conscience.

La circulation des gaz dans l'intestin hernié et dans l'intestin au-dessus du segment hernié détermine des accidents divers.

L'étranglement peut être dû à ce défaut de circulation des gaz. Plus simplement et plus souvent un *engouement* gazeux peut se développer.

Enfin, l'*augmentation* du volume de la hernie peut dépendre de l'augmentation des gaz en circulation intestinale.

On ne saurait trop appeler l'attention des observateurs sur ces phénomènes imparfaitement étudiés.

Hernies et Varices.

La coïncidence de la hernie avec toutes les formes de dilatation variqueuse est un fait très intéressant en thérapeutique.

La gêne apportée par un bandage herniaire peut être très considérable sur un sujet affecté de varices importantes et surtout sur un sujet atteint de varicocèle.

L'application des bandages demande chez lui des précautions particulières des bandages spéciaux ou des applications intermittentes pour éviter les compressions.

Ces dilatations variqueuses donnent donc une indication assez urgente pour la cure radicale, toutes les fois que celle-ci est possible.

Il faut savoir que chez les sujets variqueux les opérations sont un peu mal supportées. Il faut surtout s'assurer avec plus de soin encore que de coutume, contre toutes chances d'hémorrhagies.

Au cours d'une opération, il n'y a que des avantages à faire quelques résections veineuses.

Mais pour les opérations d'excision scrotale, il vaut mieux les faire lors d'une seconde opération. On doit en faire une seconde opération complémentaire

La cure radicale d'une hernie inguinale un peu volumineuse chez un sujet atteint de varicocèle, amenant une laxité plus grande des bourses, fait accuser les symptômes du varicocèle et oblige à la cure secondaire du varicocèle par la résection du scrotum.

Dangers dus à la hernie.

Tous les raisonnements sur les inconvénients de la hernie se font à faux, parce qu'on ne tient compte que des chances de l'étranglement. L'étranglement n'est qu'une des formes de la mort qui menace les hernieux : la mort rapide. Mais ce n'est pas la plus commune. La déchéance organique prend des formes très multiples.

Il est même vrai, étant donné le nombre considérable des hernieux, que l'étranglement est chose rare pour une hernie en général.

Aussi, le médecin qui soigne le hernieux doit-il être au courant de toutes les conditions défavorables que détermine la hernie pour lui appliquer une thérapeutique rationnelle et méthodique.

Ces notions établies, il est facile de constater que le hernieux qui est soigné par un médecin bien averti peut regagner, en santé et en vie, une part importante qui semblait devoir lui échapper de par son infirmité.

Si on tient compte des modifications profondes qu'une bonne hygiène ou une médication appropriée, peuvent apporter dans les inconvénients et les accidents des hernies, on conçoit toute l'importance de la thérapeutique herniaire dont nous esquissons les principes.

CHAPITRE II.

Opération de Cure radicale.

Quelle que soit la variété d'une hernie, le traitement de choix est aujourd'hui l'opération de la cure radicale.

L'objectif du médecin doit être le suivant :

S'il y a quelque chance d'obtenir la guérison de la difformité, il faut y tâcher.

Or, cette guérison, l'expérience l'a bien démontré, ne saurait être obtenue ni par les topiques, ni par les bandages, ni par les topiques injectés profondément (injections interstitielles).

Si pour des raisons très multiples l'opération n'est point faite, le traitement palliatif doit être pratiqué et, malgré les progrès obtenus en médecine opératoire, il comporte encore une importance considérable.

Dans ce livre exclusivement consacré à la thérapeutique palliative, nous ne pouvons pourtant manquer de donner les indications générales concernant l'opération ; en insistant sur ce fait, c'est que cette cure radicale doit *être parfaite.*

Si on n'a pas les éléments de cette perfection, il est

infiniment préférable de s'en tenir à une cure palliative par les bandages.

Si cette notion était bien connue et bien suivie, nous ne serions pas en présence de faits lamentables et nombreux de récidives, de douleurs, de résultats de thérapeutique médiocres, dus à de mauvaises applications de la cure radicale considérée de cette façon banale que je signalai plus haut.

Opération de cure radicale.

Il y a plus de vingt ans que j'ai, en France, le premier, indiqué que grâce à la méthode antiseptique l'opération de la cure radicale devait être le traitement de choix de la hernie ou, pour mieux dire, le seul traitement absolument valable.

Après des années de lutte, avec ceux-mêmes qui pratiquent l'opération aujourd'hui, j'ai obtenu gain de cause pour la légitimité de l'opération.

Mais il ne suffit pas d'affirmer qu'en certains cas l'opération est légitime et utile. Il faut affirmer la nécessité de sa généralisation. La hernie constitue non une maladie, mais une difformité. Elle doit être traitée ainsi que toutes les difformités, c'est dire que : *toutes les fois que sa suppression est possible, elle doit être supprimée.*

Seulement, lorsque cette suppression n'est pas possible ou lorsqu'elle devient dangereuse ou même si les conditions ne sont pas favorables, on la refusera, et la méthode palliative avec le bandage doit permettre une vie régulière avec l'activité suffisante.

***

Bien des opérations pourraient accidentellement donner la cure radicale définitive de la hernie, et pourtant il faut rejeter l'immense majorité de ces opérations que l'on propose et que l'on admet couramment.

Les progrès de la chirurgie moderne ont été tels que dès aujourd'hui il ne faut pas se contenter d'un minimum.

Nous n'avons plus le droit de considérer comme méritant le nom de cure radicale de la hernie une opération qui peut, *un certain nombre de fois, assurer la cure définitive.*

Il faut que l'opération que nous adoptons donne cette cure définitive dans l'immense majorité des cas.

Il faut qu'*immédiatement* elle la donne *toujours.*

La récidive, après une opération bien étudiée, ne doit être due qu'à un incident rare, indépendant de l'opération en quelque manière.

Elle doit résulter d'une sorte d'anomalie dans la hernie ou chez le hernieux qui le rend incapable de cette cure radicale.

Toute opération qui, par définition, laisse subsistei un élément hernieux fondamental ne mérite pas le nom de cure radicale.

Malheureusement, il y a encore beaucoup d'opérations qui présentent ces caractères défectueux et que l'on considère pourtant comme pouvant être rapprochées des véritables cures radicales. Cela cause pour la chirurgie une confusion réelle et même un véritable discrédit.

⁂

Comme toute opération réparatrice, la cure radicale de la hernie ne doit exposer *la vie* du hernieux que dans une très petite mesure.

J'ai montré, par mon expérience personnelle et pour l'opération que j'ai imaginée, que sur plus de mille opérations comprenant toutes les variétés de hernie les bons et les mauvais cas, et toutes les opérations de début, la mortalité n'avait pas dépassé 0,51 centièmes pour cent. Elle n'a jamais été le propre de l'opération, mais elle a été due à des altérations organiques qui constituent la contre-indication.

Pour les hernies inguinales jointes aux hernies crurales, plus de mille cas (1,051) ont donné bien moins de un demi pour cent (0,34 pour cent).

Sur les sujets jeunes, enfants et sujets de l'âge du service militaire, *aucun cas de mort.*

Aucun cas de récidive pour les sujets de moins de 20 ans.

Etant donné le chiffre considérable de l'expérience, l'avenir ne peut que rendre les suites plus favorables encore.

⁂

Malgré le nombre énorme des méthodes opératoires proposées, les méthodes qui sont vraiment complètes et qui répondent aux indications nécessaires pour obtenir un résultat constant et s'appliquant aux variétés des hernies, sont très peu nombreuses.

Pour la hernie inguinale, toutes les méthodes qui *négligent le canal inguinal et le respectent*, doivent être rejetées comme imparfaites.

Une opération ne peut agir utilement et définitivement que si elle répond à plusieurs indications, aux conditions anatomiques de la hernie.

Toutes les opérations anciennes, toutes celles qui ont précédé la mienne, étaient défectueuses, non seulement parce qu'elles étaient meurtrières, mais parce qu'elles ne répondaient qu'à *une* des conditions de la hernie.

La solidité momentanée après une opération de cure radicale ne prouve pas sa valeur définitive.

Heureusement, depuis vingt ans, j'ai fait la preuve sur des sujets très nombreux et pour des durées considérables. Pour tous les travaux et toutes les professions, j'ai des sujets ayant tous les caractères d'une solide guérison.

Chez les femmes, *aucune récidive* pour la hernie inguinale, sauf une du début, à une époque à laquelle mon opération était loin d'être parfaite.

La cure radicale doit rendre *inutile tout bandage.*

La pression du bandage mis après une opération, est de nature à détruire la résistance du tissu de cicatrice et doit être rejetée après toute bonne opération.

Mon opération pour la hernie inguinale me paraît la plus complète. Elle oppose à l'effort des viscères *des plans superposés* et non de simples *lignes de réunion cicatricielle.*

Elle est *épaisse,* on pourrait dire *grossière.* Son succès tient à la masse et non à la réussite d'un petit détail de suture.

Pour répondre à tous les détails de constitution de la hernie, elle doit cependant, comme toutes les bonnes opérations de réparation, être minutieuse.

Elle nécessite un temps moral d'exécution.

Toutes les opérations hâtives, toutes les opérations *rapides* par la *nature du procédé* ou par la *hâte* de l'opérateur sont insuffisantes.

La meilleure des opérations de réparation faite trop vite et trop légèrement, expose aux pires résultats.

La très grande variété des conditions anatomiques des hernies fait que l'on aurait autant d'avantage à spécialiser cette opération qu'on a eu d'avantage à spécialiser les opérations de cataracte, de lithotritie, de laryngotomie. Son exécution *correcte* est bien des fois *plus difficile* que celle de ces opérations.

Même l'expérience apprend que pour obtenir en certains cas les meilleures conditions opératoires, une certaine *préparation* est nécessaire.

En outre, après l'opération, il y a un traitement post-opératoire qui nécessite l'expérience des hernies et du hernieux. En bien des cas, l'insuccès peut dépendre de la négligence qui a fait abandonner le sujet à lui-même, sans conseils, après l'opération.

La cure radicale de la hernie doit être faite de telle façon que le côté opéré et guéri soit plus solide que le côté sain.

L'opération doit être faite dans des conditions déterminées par la nature :

Du sujet ;

De la hernie ;

Par l'âge.

En règle générale, la cure radicale est une opération *de jeunes.*

Entre cinq ans et quarante ans, on peut dire qu'elle est indiquée par *le fait seul de la hernie* et toutes les fois qu'une maladie organique précise ne la *défend pas.*

Après quarante ans, ses indications dépendent de l'*état de la hernie* et surtout des conditions *organiques des poumons.*

La congestion pulmonaire est le grand ennemi à redouter.

La cure radicale est avant tout parfaite pour la *hernie inguinale.*

Elle est d'autant plus parfaite que la hernie se rapproche plus du *type congénital.*

La hernie *épigastrique* donne des résultats d'une parfaite solidité.

La hernie *crurale* permet encore une très grande résistance.

La hernie *ombilicale* est l'objet d'excellentes opérations. Cependant et malgré la constatation de résultats très solides que j'ai pu faire après plus de dix années, chez certains de mes opérés, la perfection de la cure radicale est, selon moi, beaucoup moins complète que pour les hernies précédentes.

Il en est de même pour l'*éventration.*

Dans ces deux cas, le port secondaire d'une ceinture après l'opération est utile, surtout s'il s'agissait de très grosses hernies.

Malgré cela ces opérations sont capitales. Elles peuvent si bien suspendre ou atténuer des accidents auxquels les hernieux seront exposés, que les opérations sont indiquées par la gravité de la situation jusqu'à un âge beaucoup plus avancé que pour les autres variétés de hernie.

Ceci résulte non de la perfection de l'opération, mais de l'extrême gravité de la difformité.

Elles sont alors souvent tout particulièrement urgentes parce que la contention par les bandages est très inférieure à ce qu'elle peut être pour les autres variétés de hernie.

La graisse est le grand ennemi de l'opérateur avant, pendant et après.

Elle joue un rôle énorme dans les récidives.

Cependant, l'immense majorité des récidives que j'ai observées chez des sujets opérés par d'autres chirurgiens était due à des fautes de technique. Elle résultait de ce que l'on considère l'opération de la cure radicale comme une opération banale, de ce qu'on la fait sans la grande minutie qui doit présider à l'exécution de toute bonne opération réparatrice avant, pendant et après l'acte opératoire.

Si la réparation définitive ne peut être faite, il faut recourir à l'ensemble des pratiques qui constituera le traitement palliatif.

Principes fondamentaux de mes opérations de cure radicale.

J'ai imaginé pour chacune des variétés de hernie une forme de cure radicale qui a des caractères communs avec la cure radicale des autres variétés, mais en diffère d'une façon fondamentale, surtout pour les modes de réparation de la paroi.

Hernie inguinale.

Pour la hernie inguinale, les temps fondamentaux de mon opération sont les suivants :

Ouverture de la *région inguinale* jusqu'au-dessus de l'orifice interne du canal.

Dissection du sac jusqu'au-dessus de l'orifice supérieur du canal, de façon à supprimer l'*infundibulum*.

Constitution d'un *pédicule* au niveau de cet infudibulum et ligatures multiples sur le péritoine.

Refoulement du pédicule le plus haut possible et *fixation* dans la cavité abdominale.

Réparation de la paroi par superposition *de deux lambeaux fibro-musculaires* le plus large possible, ce qui donne à la paroi une résistance que l'on n'obtient *par aucun autre procédé de cure radicale.*

Au cours de l'opération, la *suppression de tout épiploon engagé* ou *accessible* au doigt, met le sujet dans des conditions éminemment favorables pour éviter la récidive.

Hernie crurale.

La cure radicale de la hernie crurale, moins solide

peut-être que celle de la hernie inguinale, donne cependant un grande sécurité.

Principes fondamentaux de mon opération :

Débridement supero-interne très large au niveau de l'orifice du fascia crébriforme.

Découverte de la partie de l'infundibulum du sac séreux supérieure à ce fascia, partie attirée au dehors.

Ouverture du sac ; dégagement des adhérences ; formation d'un pédicule sur l'infundibulum même.

Résection du sac, puis fixation du pédicule le plus haut possible sous la paroi abdominale.

Suture de dehors en dedans, ramenant à l'angle interne de la plaie sur des tissus fibreux solides, les tissus fibreux qui peuvent être ramassés au dehors.

Même action sur l'épiploon que pour la hernie inguinale.

Hernie ombilicale.

Les variétés de formes de la hernie ombilicale sont telles qu'il est difficile de formuler exactement la méthode à suivre.

Elle comprendra toujours, jusque dans le ventre, la dissection d'un sac séreux, doublé d'un tissu fibreux important ; la constitution d'un pédicule souvent considérable qui doit être laissé sur la ligne médiane.

La constitution sur les parties latérales de lambeaux fibro-musculaires le plus considérables possible pour les adosser ou les entrecroiser en les superposant avec des sutures au catgut, suivant leur importance.

Les tissus fibreux ne doivent *jamais être réséqués*, mais *utilisés* dans la mesure la plus large possible.

Les resections épiploïques sont d'importance capitale dans cette hernie et jouent un rôle énorme dans la diminution des chances de récidive de la difformité.

Hernie épigastrique.

La cure radicale de la hernie épigastrique donnera les résultats les plus constants, mais seulement aux conditions suivantes, suivies dès mes premières opérations :

Ouverture large de l'orifice fibreux peri-herniaire. Résection de tout l'infudibulum séreux sur lequel on forme le pédicule après avoir fait les résections épiploïques.

C'est dire que cette partie de l'opération doit être intra-abdominale.

Réparation très exacte de l'orifice fibreux.

Cette opération qui avait été considérée comme de résultats incertains par bien des auteurs a, au contraire, donné entre mes mains des résultats de solidité satisfaisante avec disparition des accidents si graves et si communs pour la hernie épigastrique.

***

Quel que soit le mode de cure radicale adopté, l'opération, pour être valable, doit être minutieuse, par conséquent relativement longue.

Les opérations faites en trop de hâte, sans anesthésie ou par des chirurgiens inexpérimentés de cette technique spéciale, motivent le nombre considérable des récidives que l'on observe même dans les cas les plus simples.

L'opération ne doit être exécutée qu'avec les précautions les plus minutieuses au point de vue de la septicémie ou des autres complications, sinon elle risquerait de devenir d'une extrême gravité.

CHAPITRE III.

Les Bandages herniaires.

Les Bandages.

Quand il y a une contre-indication à l'opération de la cure radicale, quand un sujet refuse de se soumettre à une opération, ou seulement, quand les circonstances si fréquentes font que le sujet ne sera pas opéré, l'application du bandage représente le fondement du traitement palliatif. On demande au bandage :

De maintenir une hernie réduite, c'est-à-dire d'empêcher les viscères rentrés dans l'abdomen de redescendre dans le sac herniaire.

De l'empêcher d'amener des douleurs.

Il doit restituer au sujet une part de sa valeur musculaire perdue.

Il doit rétablir une partie de ses fonctions.

Il doit, sans trop de gêne, soutenir le sujet dans tous les efforts.

Il doit, dans une certaine mesure, le mettre à l'abri des accidents des hernies.

Il doit empêcher ou au moins entraver leur progression.

On lui demande souvent en plus de *guérir* la hernie.

Il est inutile de lui demander ce dernier résultat qu'il ne peut donner.

Si un bandage a donné la guérison, ce n'est que dans des circonstances si rares qu'il ne faut jamais se leurrer de l'espoir qu'il la donnera.

C'est une prétention qu'il faudrait bannir de la thérapeutique des hernies. Elle trompe tout le monde, les hernieux et les médecins. Elle ne peut aboutir qu'à une duperie générale.

Où place-t-on un bandage?

Il semble qu'on ait tout dit quand on a dit que l'on place un bandage au niveau de l'orifice herniaire comme s'il s'agissait d'un bouchon qui ferme l'orifice d'un vase.

Cependant le placement des bandages varie avec toutes les variétés de hernies.

Malgré leur communauté de nom, leur localisation même est très différente.

La pièce du bandage qui doit garder la sortie de la hernie se place, *pour le bandage inguinal,* au niveau du *canal inguinal* et de son *orifice externe.*

On peut donc admettre que pour cette hernie le bandage exerce son action protectrice bien au point et dans la région où la hernie se forme et s'engage.

Le bandage *crural*, au contraire, se place dans la région cruro-inguinale, *au-dessous* du point où sort la hernie.

Par conséquent, à aucun moment, il ne peut avoir d'action directe en la région où la hernie se forme et commence à descendre.

Il appuie seulement au point où la partie la plus saillante de la hernie apparaît.

Par dessus le marché, dans l'immense majorité des cas, le bandage appuie sur un orifice dans lequel est engagé un sac épais à contours graisseux énormes, constituant une part très importante dans la masse irréductible de la hernie. C'est-à-dire que la simple position du bandage crural indique son extraordinaire infériorité sur le bandage inguinal.

De même le bandage *ombilical* est appliqué au-devant de la région herniaire en quelque sorte. Il ne saurait empêcher l'engagement des parties dans l'infundibulum herniaire.

Il peut tout au plus empêcher que les parties qui y sont engagées viennent émerger trop loin au dehors de cet orifice.

En outre, le bandage n'ayant aucune action sur les parties profondes du sac, doublées de masses graisseuses importantes, n'a qu'une action tout à fait médiocre pour mettre obstacle à l'évolution progressive de la hernie.

La situation des bandages pour les *éventrations*

est pire encore. L'irrégularité du contour de l'orifice herniaire assure l'irrégularité de l'action de l'agent qui doit retenir les parties contenues. Le bandage dans ces cas, quel qu'il soit, n'est plus qu'un simple agent de soutien à peine capable d'empêcher la progression rapide de la sortie des viscères.

La position de la pelote contre une hernie *épigastrique*, est encore une position défectueuse.

Elle ne saurait avoir quelque action que tant que le paquet graisseux sous-péritonéal est bien réductible.

Je l'ai vu efficace dans ces cas très rares.

Dans les cas de hernie permanente, la situation du bandage n'est pas meilleure que pour la hernie ombilicale.

Quant à la situation du bandage de la *hernie ombilicale des enfants* avec une pelote pénétrant l'anneau herniaire, elle constitue le contre-sens thérapeutique le plus extraordinaire que l'on puisse imaginer. Il faut que cette hernie ombilicale de l'enfance ait une singulière tendance à la guérison spontanée pour que les hernies persistantes de l'enfance ne soient pas plus communes. Il ne devait être placé qu'au-devant de l'orifice.

Enfin, certains bandages, les *bandages creux*, par exemple, ne se placent plus qu'*autour et au-devant* de la hernie pour en arrêter l'expansion dans une mesure bien faible.

Bandage.

Le bandage herniaire parfait est destiné à jouer dans la région herniaire le rôle que peut jouer la main qui appuie et empêche la sortie d'une hernie réduite. Le bandage doit appuyer dans la région de la sortie de la hernie, de façon à empêcher les viscères de s'engager dans l'orifice.

Pour cela, le bandage est essentiellement un appareil qui maintient dans la région herniaire une sorte de bouchon *non pénétrant* auquel il donne une force vive de résistance comme celle que les muscles donnent aux doigts qui appuient dans la région.

L'agent de résistance de ce bouchon peut être un lien quelconque, enserrant l'abdomen et prenant un point d'appui sur le squelette. Tous les bandages étaient ainsi faits autrefois (étoffes et cuirs), puis on les a doublés de métal qui leur donnait plus de consistance puis on est venu à l'emploi du ressort.

Le plus souvent, c'est à un *ressort* que l'on demande cette force de résistance qui devra agir constamment et sans relâche comme les muscles soutenant la main ne peuvent agir que d'une façon intermittente.

Cette résistance élastique doit être suffisante pour soutenir dans tous les mouvements qui répondent aux actes de la vie normale de l'individu.

Le principe du *ressort* dans l'application du bandage est fondamental. Il est utile à ce point qu'aujourd'hui il ne faut compter comme justement efficace, dans l'arsenal herniaire, que les bandages maintenus par le ressort.

Bandages inguinal et crural français et anglais.

Ressorts.

Deux variétés très différentes de ressorts constituent les deux variétés très différentes de bandages dits *Bandage français, Bandage anglais* pour les hernies inguinales et crurales.

Le Bandage français est celui dont le ressort prend point d'appui sur une grande partie de la périphérie du corps.

Le Bandage anglais est celui qui ne prend qu'un point d'appui en arrière du squelette, tandis que sa résistance est tout à l'autre extrémité. (Il agit comme une pincette.) Il ne prend aucun point d'appui sur la périphérie du bassin et se place du côté sain.

Ces deux bandages ont été l'objet de polémiques nombreuses aujourd'hui tombées en désuétude. Le Bandage français est celui qui a acquis la généralisation la plus grande. Le Bandage anglais a conservé des indications et bien manœuvré rend aussi de réels services.

Le bandage d'usage courant, celui aussi qui est justifié par les cas difficiles est très généralement le Bandage français.

Le Bandage anglais qui peut présenter des avantages de commodité et de facilité d'application ne saurait être comparé au premier quand il s'agit de cas difficiles.

Sa situation du côté opposé à la hernie le rend plus maniable en certains cas.

En d'autres, il est infiniment plus gênant et toujours un peu redoutable pour le cordon qu'il ménage moins que le bandage français.

Les figures ci-jointes donnent une bonne idée du *ressort* qui forme la pièce fondamentale du bandage.

Le ressort français est formé d'une seule pièce continue autour de laquelle s'applique *la garniture*. Il forme une sorte de ceinture métallique qui entoure les trois cinquièmes du bassin et appuie un peu plus *haut* en *arrière* qu'en *avant*. Pour remplir cette indication on lui a d'abord donné une *forme spiroïde* très accentuée.

La plupart des constructeurs ont beaucoup redressé cette spire, quoique la fabrication commune, la *confection*, ait gardé la forme spiroïde très accentuée que l'on retrouve pour tous les bandages vulgaires. (Voir les modèles au dernier chapitre.)

Le ressort a une partie élargie en arrière *(la queue* B) que recouvre une garniture ou coussin; une partie renflée en avant en forme ovalaire ou triangulaire (l'*écusson* C) que recouvre une garniture pour pour former la *pelote*.

Ce ressort est plus court pour la hernie crurale.

Plus court et plus évasé pour le bassin de la femme (fig. 2).

Quoiqu'il soit toujours *continu ou relié solidement* à l'écusson, il y a des variétés très nombreuses des modes de jonction de la pelote et de l'écusson.

Ces modes peuvent faire un écusson absolument brisé.

Un écusson auquel on peut imprimer des modifications de position.

Un écusson mobile sur le ressort.

Le ressort inguinal pour homme (fig. 1) présente :

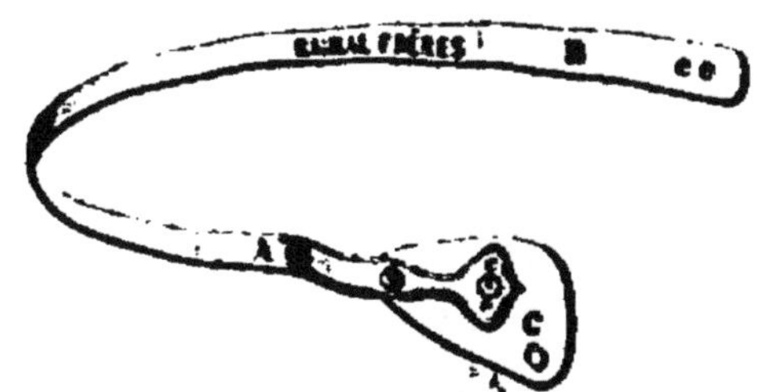

Fig. 1.
Ressort français inguinal pour homme. A, collet; B, queue; C, écusson.

Une partie postérieure avec *la queue* (B) dépassant la ligne médiane du corps.

Une partie antérieure sur un plan légèrement inférieur.

Un écusson (C) porté sur un *collet* (A) légèrement tordu en bas, mais cependant faisant presque face à la queue du ressort.

La forme du bassin de la femme nécessite pour le même ressort (fig. 2) une armature plus large.

La branche antérieure qui porte la pelote est un peu plus courte.

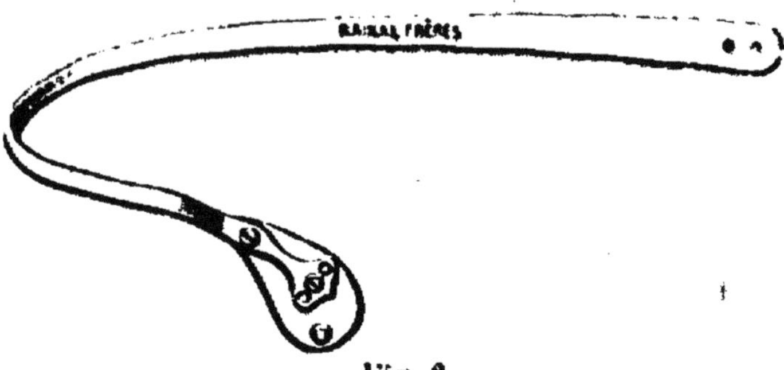

Fig. 2.
Forme du ressort inguinal français pour femme.

Le collet a une torsion un peu plus accentuée que celui du ressort du bandage d'homme.

Cette modification du ressort lui donne une sorte d'aspect intermédiaire entre le ressort inguinal homme et le ressort crural.

Le ressort crural avec une branche postérieure et une queue analogue est un peu plus court en avant (fig. 3). Mais, surtout, il a une double torsion *du*

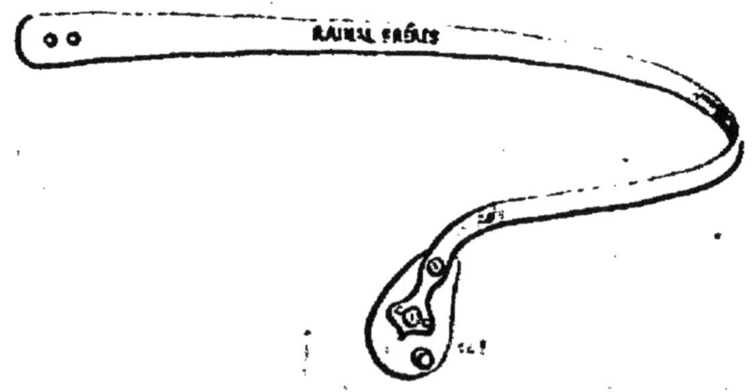

Fig. 3.
Forme du ressort crural français.

collet tournant l'écusson tout à fait vers le bas, puis le relevant pour donner l'appui de bas en haut.

Le ressort anglais est beaucoup plus simple d'aspect : une pincette dont une branche serait plus longue (fig. 4).

Sur la plus courte, en arrière, on articulera une

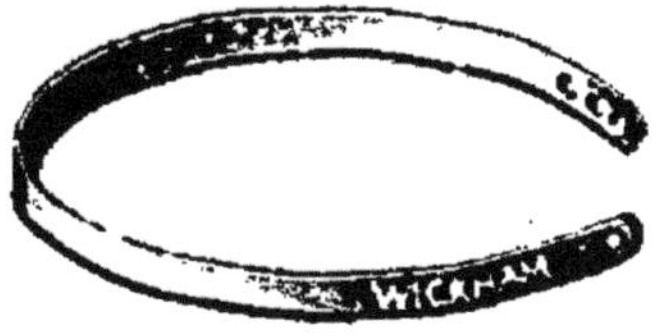

Fig. 4.
Ressort-type de bandage inguinal simple anglais.

pelote postérieure qui s'appuie sur la région lombosacrée.

Une branche plus longue qui en avant portera la pelote, qui de dedans en dehors s'appliquera sur le canal inguinal du côté malade.

Forme et éléments du bandage.

Quoique les bandages aient une forme générale qui permet de les grouper, leurs formes varient beaucoup, leur volume aussi. Les pelotes doivent s'accommoder à des hernies très différentes par leur grosseur ou par leur tendance à sortir de l'abdomen.

Entre elles, les deux variétés principales des bandages, les bandages inguinaux et les bandages cruraux diffèrent un peu par la forme de la pelote. (Elle est de forme variable, le plus souvent triangulaire pour la hernie inguinale ; toujours ovalaire pour la hernie crurale). Ils diffèrent beaucoup par la disposition du collet, c'est-à-dire de la partie de la tige qui réunit la pelote au bandage.

Cette différence fondamentale résulte de ce que le bandage inguinal doit comprimer la région herniaire de dehors en dedans, perpendiculairement à cette région herniaire, tandis que le bandage crural doit comprimer sous l'arcade crurale et de bas en haut.

La coudure du collet du bandage répond à cette nécessité.

Il faudrait un traité des bandages pour entrer dans de plus amples descriptions. Toutefois, j'insiterai sur certaines conditions élémentaires et très pratiques du bandage.

Le Ressort.

L'appréciation de la force qui doit être donnée au ressort dépend de notions précises qu'un mécanicien technicien de la construction peut seul déterminer.

Encore même pour lui, reste-t-il une certaine dose de tâtonnements qu'il ne faut pas oublier.

Il ne faut donc pas faire trop de fonds sur les indications trop précises que l'on peut lire dans certains auteurs, indications qui ne trouveront de crédit qu'auprès de ceux qui n'ont pas assez étudié les bandages pour bien savoir la vanité de ces indications.

Le ressort a pour but d'assurer une moyenne de pression continue. Cette pression maintient les parties dont l'issue est à redouter. Mais l'élasticité même du ressort l'empêche d'être insupportable.

Cette élasticité est comparable à la résistance des muscles des doigts qui appuient dans la région.

Le ressort avec une pression *moyenne* déterminée, remplace utilement un appareil sans ressort à pression continue *infiniment plus forte* et par conséquent insupportable.

Les variations de longueur du ressort se rapportent à des différences dans l'étendue des points d'appui.

La trempe du ressort est pour la confection du bandage, une condition capitale qu'il faut savoir apprécier à sa juste valeur.

Il faut qu'il soit résistant sans être cassant, souple sans être malléable.

La Pelote.

La pelote, élément essentiel du bandage, varie beaucoup de forme et de volume.

Certaines variations sont plutôt fantaisistes et ne semblent pas devoir apporter dans la valeur du bandage des progrès bien considérables.

Le praticien ne doit pas se laisser impressionner par l'aspect et le volume de la pelote.

La valeur du bandage ne dépend pas du volume de la pelote dont souvent une *partie* de la surface est seule utilisée.

Pourtant, pour certaines variétés de hernies et surtout pour des hernies très largement développées, il arrive que les grandes surfaces de la pelote sont nécessaires pour assurer des pressions *en plusieurs points*.

Les conditions de forme et de volume doivent, du reste, être déterminées de façon à ce que la pelote jouisse de la plus grande fixité possible.

La puissance du ressort et le volume de la pelote doivent être calculés de telle façon que les régions comprimées ne supportent *que les pressions nécessaires*.

Plus la pression s'élève, et plus elle use les parois, c'est-à-dire les plans musculaires et aponévrotiques.

La pelote, le ressort et tout ce qui constitue le bandage, sont choses nécessaires et utiles.

Mais leur action est nuisible en définitive à la nutrition des parois, aussi faut-il ne jamais dépasser ce qui peut être considéré comme la puissance, l'effort utile du bandage.

Il n'est pas indifférent qu'un bandage soit trop gros et trop fort, *même s'il est bien supporté par le patient*. On ne doit jamais appliquer l'adage *qui peut le plus, peut le moins*. Les qualités excessives du bandage le rendront nuisible et la juste mesure est une nécessité capitale pour le bon bandagiste, pour que l'action protectrice ne finisse pas par être réellement nuisible au patient.

Les figures qui suivent donnent une bonne idée des formes générales des pelotes.

Le n° 5, pelote elliptique, est très souvent em-

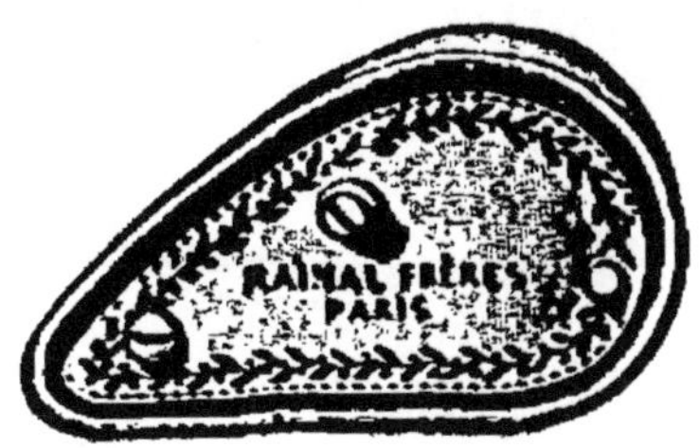

Fig. 5. — Pelote elliptique.

ployé. Cette pelote appuie, par une surface bien saillante sur un orifice inguinal externe médiocrement dilaté.

La figure 6 est celle de la pelote triangulaire

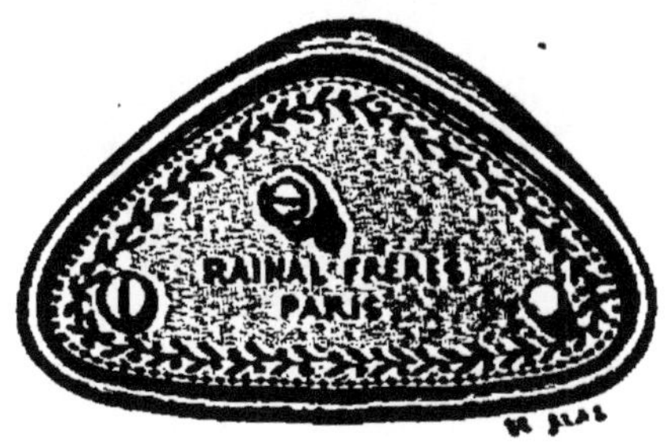

Fig. 6. — Pelote triangulaire.

bien faite pour couvrir le canal inguinal.

La pelote (fig. 7) est une pelote triangulaire, très employée, c'est la pelote à bec de corbin, dite aussi pelote anatomique ; elle appuie d'une façon énergique sur le canal inguinal et sur l'orifice ex-

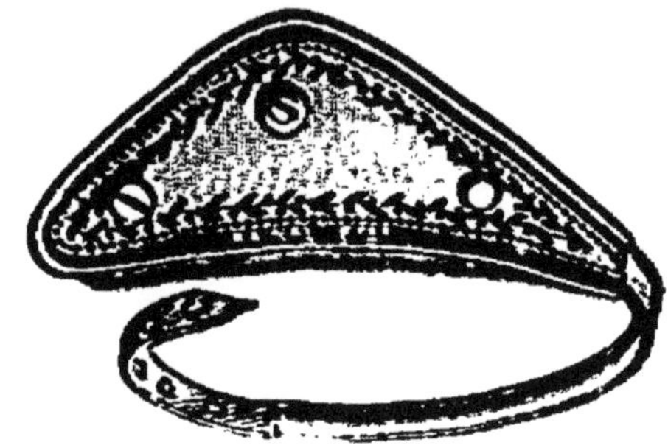

Fig. 7.
Pelote triangulaire en bec de corbin et sous-cuisse.

terne et elle est continue avec un sous-cuisse.

La figure 8 montre une pelote ovalaire. C'est celle qui est employée exclusivement pour le ban-

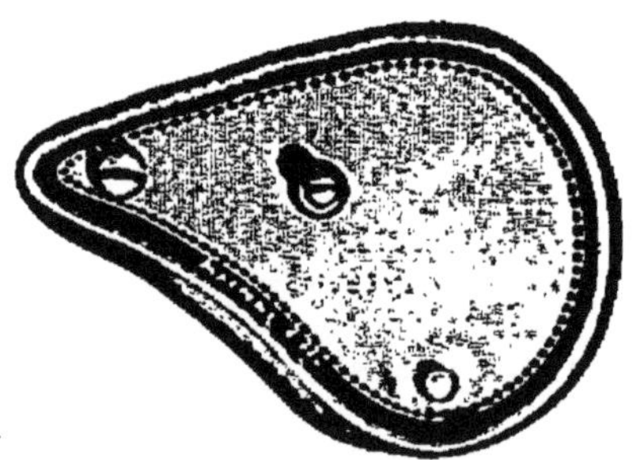

Fig. 8. — Pelote ovalaire (crurale).

dage crural qui comporte une région de pression assez large et ne peut *piquer* comme le bandage inguinal par une saillie angulaire.

La figure 9 représente une pelote triangulaire dans laquelle un mécanisme permet de changer la forme de la surface pressante pour l'accommoder à certaines hernies difficiles.

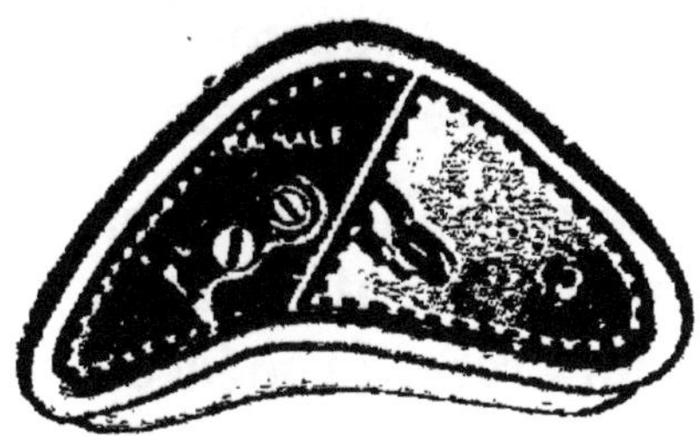

Fig. 9.
Pelote triangulaire à mécanisme d'adaptation à clef pour changer de forme.

La figure 10 est celle d'une pelote creuse, c'est-à-dire destinée à recouvrir une hernie irréductible

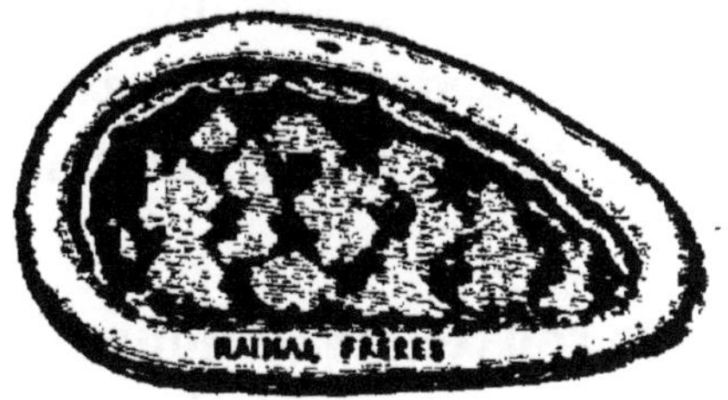

Fig. 10. — Pelote elliptique et creuse.

sans la presser. Tous les bandages peuvent avoir des pelotes creuses (inguinal, crural, ombilical). [Voir le dernier chapitre.]

Le Collet.

La pelote et le ressort font partie d'un même tout, sont habituellement continus. Le point où se fait cette union, porte le nom de collet (fig. 1 A). Le collet est cette partie à la fois rétrécie et solide où se joignent le ressort et l'écusson, c'est-à-dire la partie métallique qui forme le squelette de la pelote.

De la résistance du collet et de sa disposition dépendent les qualités essentielles du bandage. Sauf une expérience fort rare, le médecin ne peut guère juger des caractères propres au collet. Qu'il se souvienne au moins que la direction de la pelote est due à la disposition du collet et que la différence fondamentale entre le bandage crural et le bandage inguinal dépend moins de la forme arrondie de la pelote que de la disposition du collet qui fait que l'écusson est dirigé de bas en haut, au lieu d'être dirigé de dehors en dedans. *(Comparer les figures 1 et 3, pages 51 et 52.)* Cette direction du collet est fondamentale.

Si le médecin se souvenait toujours de cette disposition, nous ne verrions pas continuellement des sujets qui portent un bandage inguinal sur une hernie crurale et inversement un bandage crural sur une hernie inguinale.

Il faut aussi qu'il sache que ce collet doit avoir de la résistance, de l'élasticité. S'il est mou, s'il est malléable comme le plomb, il permet peut-être, comme on l'a dit, un ajustement plus facile, mais à coup sûr, il fait perdre au bandage sa qualité maîtresse de résistance, il perd toute la *valeur du ressort*, il cèdera dans les efforts, et l'utilité du bandage en deviendra nulle. Cependant, on trouve des bandages ainsi faits et recommandés.

Agents de fixation du bandage.

Théoriquement, un bandage devrait tenir en place par la seule puissance du ressort. Pratiquement, il est fixé par deux ordres de courroies.

L'une joint l'extrémité du ressort à la pelote. Elle est toujours fixe et fait toujours corps avec le bandage.

L'autre fait corps avec le bandage ou lui est le plus souvent ajoutée extemporanément. C'est le *sous-cuisse.*

Suivant la tension qui lui est donnée, suivant la manière dont la première courroie est agrafée, le bandage est plus ou moins bien ajusté. La surveillance du médecin sur ce point est capitale. Pour le meilleur bandage, en l'ajustant mal avec la courroie, on peut le rendre insuffisant ou intolérable.

Il faut précisément bien savoir lui donner le degré de tension nécessaire et supportable. C'est au début des applications surtout qu'il faut faire des tâtonnements. Il faut apprendre au patient à varier les pressions, par la tension de cette courroie.

Toutefois, en faisant ces essais, le médecin doit toujours se souvenir qu'il est de l'intérêt du patient d'employer la *force minima.*

Il lui arrivera souvent de constater que le bandagiste a donné au bandage une constriction trop énergique, de façon à assurer la bonne tenue du bandage qu'il a livré.

Mais, dans ce cas, le bandage devient insupportable ou même nuisible à la nutrition des parois.

L'art de celui qui ajuste le bandage consiste donc surtout à l'appliquer bien exactement, à rendre la pression tolérable, à n'en utiliser que ce qui est nécessaire.

Le sous-cuisse est une sorte d'annexe du bandage qui paraît encore moins essentielle que la courroie sur la nécessité de laquelle on ne peut discuter. Pour le grand nombre des bandages inguinaux, les bandagistes ne trouveront pas le sous-cuisse nécessaire.

J'estime qu'il en est tout autrement. En pratique, le sous-cuisse *est partie très importante* du bandage. Qu'il soit en continuité avec le bandage ou qu'il lui soit surajouté comme pièce séparée, son rôle est des plus importants et souvent assez négligé pour que je donne plus loin quelques indications sur la manière de l'utiliser.

Substance et garniture du bandage.

Les éléments du bandage qui entourent le ressort ou la plaque qui forme la base de la pelote sont des substances fort diverses : le crin, la laine, la ouate constituent des éléments normaux de garniture.

La peau, les tissus de lin, de coton ou de soie sont employés.

Ce sont éléments pour lesquels le médecin n'a pas grande compétence ni grand contrôle.

L'expérience du bandagiste est au contraire des plus précieuses pour établir la valeur des tissus et des garnitures.

Il ne faut pas oublier que le caoutchouc non durci est un mauvais élément de bandage.

Il est employé chez les petits enfants. Mais il fatigue la peau et amène quelquefois des accidents graves.

Aussitôt qu'il peut être remplacé, supprimez-le.

Dans les pelotes et la garniture des ressorts, des substances altérables peuvent avoir de très grands inconvénients.

Malgré la réputation que certains *topiques* ont acquise, il ne semble pas que les bandages garnis de topiques aient eu l'efficacité qu'on leur a attribuée. Nous n'en tiendrons pas de compte.

Valeur du bandage.

Une hernie inguinale ou crurale ne guérit jamais par le bandage.

Pour parler plus exactement, la guérison d'une hernie traitée par un bandage est chose extrêmement rare. Elle n'est observée que chez de très jeunes sujets.

Il ne faut donc pas se leurrer de l'espoir de la guérison par le bandage.

Celui-ci peut *masquer* la hernie pendant une certaine période.

Il peut la faire *tolérer*, il peut mettre à l'abri d'*accidents* qui menacent, il peut l'empêcher de *progresser*, il peut faire disparaître la *gêne et les douleurs*.

Son rôle est donc des plus intéressants. Mais il ne faut pas lui demander la guérison qu'il ne donne pas.

Valeur absolue et relative du bandage.

En théorie et en pratique idéales, le bandage vaut par la perfection de la résistance qu'il oppose à l'issue des viscères hors la cavité abdominale.

Mais il ne faut pas oublier qu'une foule de sujets sont soulagés même par un bandage *très insuffisant*.

Vous ne devez donc pas rejeter trop vivement les assertions de votre client. Il faut bien admettre qu'une pression qui défend la région herniaire d'une façon imparfaite et même qu'une pression sur les viscères herniés peut déterminer un soulagement qui n'est pas à négliger.

Le bandage est donc bon d'abord, s'il remplit très bien les conditions de protection du bandage parfait.

Mais il peut encore être utile quand il est notoirement insuffisant comme défense.

Valeur des bandages suivant l'espèce de la hernie.

A entendre les bandagistes ou bien à lire les livres, on peut admettre qu'à toute hernie répond un bandage qui peut suffire à défendre le hernieux contre la sortie de la hernie.

C'est là une erreur. L'action du bandage varie beaucoup avec des espèces de hernie et on peut la déterminer en établissant la progression suivante :

La hernie *inguinale* peut être contenue. L'application du bandage inguinal comporte une exactitude de réduction et de soutien qui peut, en certains cas, toucher à la perfection. Même dans les cas infiniment plus communs dans lesquels un bandage a des résultats moins parfaits, il soutient et défend souvent le sujet contre les chances d'accidents.

Il est souvent tout à fait indolore.

Déjà pour la hernie *crurale*, le bandage est infiniment moins parfait. Le sac épais ne peut être bien applati par le bandage comme le sac inguinal. Sauf les cas plus rares dans lesquels le sac peut être réduit, il en subit une compression. La pelote appuie à faux en quelque sorte sur la région. Le bandage est à la fois plus difficile à tolérer et plus insuffisant.

Pour la hernie *ombilicale*, le bandage ne saurait jamais être qu'un pis aller. Si la pelote pénètre l'anneau comme cela se fait malheureusement pour les petites hernies, et quelquefois pour les grosses, il agrandit l'anneau et assure, en le perfectionnant, le développement de la hernie.

Si la pelote plus large appuie sur les bords de

l'orifice, elle soutient les viscères, elle modère leur expansion. Mais il est impossible qu'elle les maintienne réduits comme il peut arriver pour la hernie inguinale.

La hernie *épigastrique* est habituellement intolérante pour tous les bandages.

On conçoit donc que même sans tenir compte des autres motifs que l'on peut avoir de chercher à guérir radicalement les hernies par une opération, il y en ait encore de tirés de l'impossibilité dans laquelle on se trouve de faire d'une façon convenable le traitement palliatif.

Les observations suivantes résument les difficultés principales qui causent ces différences dans l'action des bandages.

De même que les hernies inguinales, crurales, ombilicales, épigastriques sont des lésions essentiellement différentes qui n'ont de commun que certaines conditions générales, les bandages qui en donnent le traitement palliatif diffèrent pour tout ce qui les touche.

Le bandage inguinal serre la paroi d'avant en arrière et doit théoriquement défendre toute la région du canal inguinal.

Le bandage crural serre de bas en haut. Sa forme est sensiblement différente. Sa puissance est aussi très distincte de celle du bandage précédent.

Lorsque le sac est réductible, il permet une application du bandage moins mauvaise.

Mais la saillie du sac crée une difficulté spéciale et différente des difficultés d'application du bandage inguinal.

Les adhérences qui augmentent encore cette masse du sac créent encore une autre difficulté qui n'est pas rare.

La hernie épigastrique ne supporte la pression du bandage que tant que le sac est réductible. Lorsque le sac est irréductible, l'application du bandage est plus nuisible qu'utile, souvent très douloureuse.

La hernie ombilicale n'est jamais contenue au sens propre du mot.

Non seulement le sac, mais une partie de la masse de la hernie sont souvent irréductibles.

L'absence de plan résistant en avant fait qu'il n'y a aucune fixité pour la région dans laquelle se fait la pression.

Il en résulte qu'aucun bandage ne peut avoir la prétention de contenir régulièrement une hernie ombilicale à l'instar du bandage crural et surtout du bandage inguinal.

L'action du meilleur bandage ombilical sera toujours imparfaite. Aussi faut-il bien se garder de critiquer quand même un bandage qui ne paraît pas contenir absolument la hernie ou les ceintures à pelote qui, de leur nature, paraissent infiniment moins exactes que le bandage.

Il faut cependant bien savoir que le bandage ombilical, si imparfait qu'il soit, rend les plus grands services.

Malgré son imperfection, il demande à être plus surveillé qu'un autre. Souvent par de fréquents remaniements on l'adapte à la patiente, on lui fait, par ces modifications, supporter une partie de ses misères.

On peut, dans une mesure notable, empêcher les accidents graves de se développer.

Toutes les fois que la prudence permet une intervention, il faut rappeler que le bandage est de sa nature parfaitement insuffisant. *L'opération s'impose.*

Chez l'enfant, le bandage ne doit viser que le soutien du ventre, sans rien faire qui puisse entraver le travail naturel de réparation de l'anneau ombilical.

Malheureusement, beaucoup de bandages appliqués aux petits enfants sont de nature à être absolument nuisibles.

On ne saurait trop attirer l'attention des médecins et des parents sur ce point.

Bandage de Bandagiste.

En principe, un bandage herniaire doit être fait pour un cas et pour un individu déterminés.

Un bandage doit toujours être adapté à un sujet. Il n'a pas moins de droit à être appliqué bien exactement que la première redingote venue.

Aussi, les bons praticiens ne manquent pas, qui construisent un bandage suivant les indications générales de la variété de la hernie, mais appliqué au volume, aux formes, aux dimensions du sujet, et qui mieux est aux détails particuliers à la hernie même. Les hernies sont d'un polymorphisme tel que ces adaptations à l'individu et à la hernie sont d'importance capitale.

L'expérience technique des praticiens qui construisent ces bandages a précisément et trop souvent engagé le médecin à se désintéresser du bandage qu'il est assuré de trouver appliqué dans de bonnes conditions.

Il est sage d'apprendre à examiner les bandages de cette sorte, à les placer, à les vérifier, à étudier les modifications qui sont susceptibles de subir.

Malheureusement, l'immense majorité des hernieux ne peut espérer obtenir ce bandage et devra se contenter du bandage fabriqué en gros, *en confection* pour ainsi dire.

Bandage commun ou Bandage en gros.

Le bon bandage est appliqué par un bandagiste à la mesure du corps et à la mesure de la hernie. Toutes ses parties sont susceptibles de conditions qui peuvent différer avec l'individu auquel il s'applique.

C'est là un résultat que l'on peut obtenir dans une grande ville. Même dans ces grandes villes, cette condition favorable est surtout réservée à une petite moyenne de hernieux qui peuvent se donner ce bandage idéal et naturellement coûteux.

Dans le plus grand nombre des cas ces conditions ne peuvent être remplies et le hernieux doit se contenter d'un à peu près. C'est le bandage construit en gros. Celui-ci est fait suivant des principes assez uniformes, sans tenir suffisamment compte des progrès de la construction. Les types sont de mesures variables. Dans les approvisionnements on choisira les bandages qui s'adaptent à peu près au sujet, ceux qui ne le gênent pas trop, ceux qui paraissent à peu près retenir les viscères.

Malheureusement, il est impossible, en pratique, de négliger ces bandages insuffisants.

Il est d'autant plus nécessaire de ne les point négliger qu'ils sont appliqués par des pharmaciens, par des herboristes, par des négociants même n'ayant aucune instruction et les fautes ne manquent pas.

On doit les soumettre aux mêmes épreuves que les vrais et bons bandages construits individuellement par un bon bandagiste.

L'ingéniosité du médecin et plus souvent celle du hernieux les amène à accommoder, par de petites précautions, un bandage défectueux quand on connaît bien les règles générales et les nécessités de l'application.

Il ne faut pas oublier que pour obtenir quelque service des bandages en gros, il faut les appliquer avec des *pressions plus violentes* que les bandages bien faits sur mesure. Il faut enfin, en général, que *les pelotes soient plus volumineuses.*

Où se place le bandage inguinal?

Le bandage inguinal français se place de telle façon qu'il puisse prendre son point d'appui sur les trois cinquièmes du bassin et se loger en quelque sorte dans les points où il ait le moins de chance de glissement.

En règle générale, on le placera de telle sorte que le bandage s'ajuste en arrière, au niveau de l'articulation sacro-vertébrale et que le ressort se loge en dessous du rebord de l'os iliaque, de façon à venir passer assez exactement entre l'épine iliaque antérieure et supérieure et le grand trochanter.

La queue du ressort doit appuyer dans la région sacro-lombaire au-dessus du sillon interfessier. (Voir les figures 11 et 12.)

En cette situation, le bandage est accroché en quelque sorte et doit subir peu de déplacements.

La pelote doit s'appliquer sur le pubis, juste en dehors de l'épine pubienne. Elle doit fermer l'orifice inférieur du canal inguinal.

Dans un bandage efficace, la pelote doit encore appuyer *sur le trajet du canal* inguinal au-dessus de cet orifice inférieur.

Telle doit être l'application du bandage idéal.

Lorsque celui-ci est en place, il ne se fait aucun engagement de viscère dans le canal.

Malheureusement, bien souvent il n'en est pas ainsi et il ne peut en être ainsi ; et le bandage *pique* comme on dit seulement sur l'orifice externe, de façon à empêcher qu'il ne soit franchi. La partie molle, la courroie du bandage qui sert à le fixer en place doit passer au-devant du pubis et doit serrer sur lui.

Le degré de constriction à donner à l'attache au moment où on ferme le bandage, ne peut être déterminé que par tâtonnements.

Cependant, il est très important de le déterminer

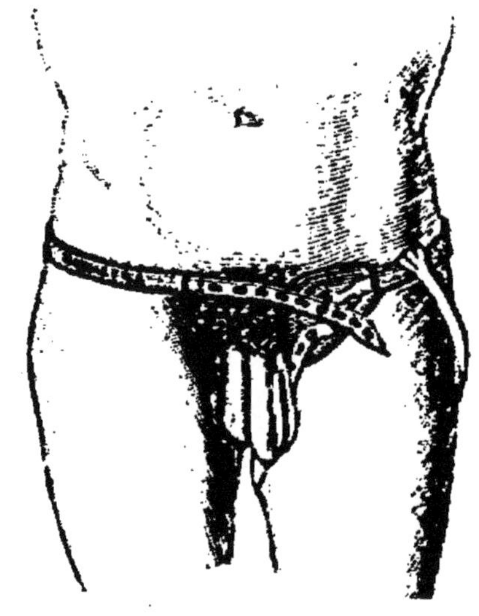

Fig. 11.
Bandage inguinal français à gauche en avant.

parce que de la traction faite en ce point résultera le plus ou moins de fixité du bandage et la tension qui le rendra plus ou moins facile à supporter.

Avec les bandages qui ne sont pas faits sur mesure, on est obligé d'exagérer cette tension.

Avec un bandage bien fait sur mesure, cette tension peut n'être pas très violente.

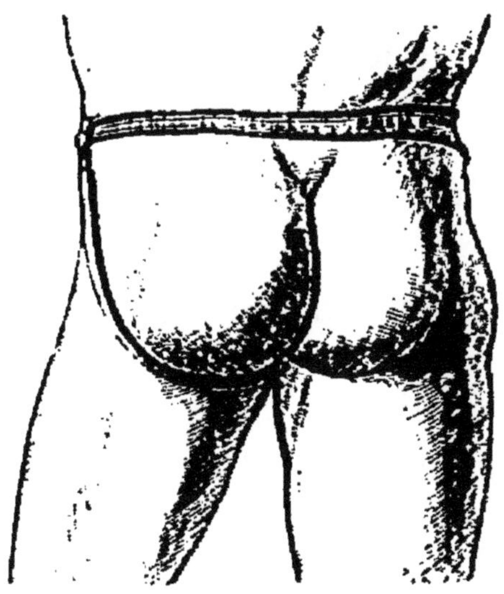

Fig. 12.
Bandage inguinal français gauche en arrière.

On peut la modérer en ajustant très bien le sous-cuisse.

Enfin, il faut savoir qu'une fois l'accoutumance établie, la pression un peu énergique en ce point contribue à soulager le sujet. J'en ai vu souvent qui ne se sentaient en bonne condition que quand cette pression était considérable.

Pour le bandage inguinal anglais le placement est plus facile.

Il occupe le côté du corps opposé à celui de la hernie et prend en arrière un appui sur la région sacro-lombaire, ne touche pas la périphérie du corps et la pelote seule est placée sur la région herniaire en faisant tout le possible pour éviter l'écrasement du cordon. (Voir le dernier chapitre.)

La partie du bandage qui contient le ressort doit pouvoir jouer le long du corps.

Bandage double et bandage simple.

C'est une erreur de croire que le bandage double et le bandage simple contiennent une hernie dans les mêmes conditions.

Le bandage simple contient infiniment mieux. Ses points d'appui, beaucoup plus largement assurés sur le pourtour du bassin (sur une plus longue étendue), lui donnent une fixité infiniment plus satisfaisante.

Aussi, *contrairement à une opinion* répandue parmi les bandagistes et parmi les médecins, il n'y a aucun avantage et il y a beaucoup d'inconvénients à faire porter un bandage inguinal double à un sujet qui n'a qu'*une* hernie inguinale.

Le bandage *double*, porté par un sujet qui n'a qu'*une hernie est nuisible.* La pelote, par la pression constante qu'elle exerce sur la paroi musculo-fibreuse *use* cette paroi déjà affaiblie.

Le fait d'une seconde pelote aurait donc cet inconvénient d'affaiblir une paroi qui n'avait pas encore cédé. Au lieu de protéger une paroi menacée, elle aurait l'inconvénient de favoriser la hernie qui se prépare.

Accoutumance.

L'application du bandage herniaire nécessite toujours une accoutumance et une éducation du sujet. Un très grand nombre de hernieux, chez lesquels le bandage n'a pas été toléré, l'auraient très bien supporté si ceux qui dirigent son application avaient bien indiqué la progression nécessaire et bien surveillé l'application.

Il faut passer souvent par un bandage insuffisant pour arriver au bandage suffisant. Il faut surtout apprendre au sujet à s'habituer aux pressions en les subissant seulement pendant un temps.

Tâtonnements.

Ce serait une grande erreur de croire que le bandage herniaire dont les conditions ont été bien étudiées, le meilleur et le mieux fait peut d'emblée être adapté au sujet et être adopté par lui.

Si l'on songe aux difficultés que l'on éprouve en adoptant des vêtements ou des parties de vêtements nouveaux, une paire de bretelles par exemple, on se rend très bien compte de la gêne extrême que causera au début l'appareil même le mieux combiné.

Ce n'est donc que par des essais successifs, des tâtonnements de toute sorte que l'on arrivera à faire supporter un bandage. Mais, en outre, pour faire donner au bandage toute l'efficacité dont il est susceptible, il faut faire des essais répétés et chercher avec patience les petites modifications d'application ou d'appareil.

Aussi, tout début d'application des bandages demande des tâtonnements de la part du bandagiste, du malade et du médecin.

Même pour le bandage inguinal, celui qui est susceptible d'une application qui peut toucher à la perfection pour l'exactitude de la réduction et le soutien des parties, il est bien difficile qu'on obtienne d'emblée ce résultat.

L'une des raisons pour lesquelles beaucoup de bandages sont mal appliqués et ne donnent pas les résultats satisfaisants que l'on est en droit d'en attendre, c'est que le malade ou médecin ont voulu se dispenser de chercher au début les conditions favorables. Ils n'ont pas mis la patience suffisante. Ils ont admis comme on le leur a dit souvent, du reste, que le bon bandage va d'emblée et que l'accoutumance est facile et jamais la hernie n'a été contenue dans de bonnes conditions.

Aussi, en retournant à ces précautions, un médecin attentif obtiendra souvent de très bons résultats chez des sujets qui n'avaient jamais supporté de bandage utile.

Le Sous-Cuisse.

Le sous-cuisse mérite d'attirer toute l'attention du médecin et du malade.

Théoriquement, un bandage inguinal doit se passer de sous-cuisse. La forme et la puissance du ressort doivent maintenir le bandage en la place que l'on a déterminée.

Pratiquement, il y a peu de bandages pour lesquels le sous-cuisse ne soit avantageux et même indispensable.

Sans doute, le constructeur du bandage n'a pas dû compter sur lui.

Il le fait entrer à demeure dans la construction du bandage pour certains bandages qui demandent une fixité considérable, une pression énergique en bas, bandage qui sort déjà de l'ordinaire (fig. 7). Mais un sous-cuise peut être surajouté à tout bandage, fixé d'un côté à la pelote et de l'autre côté au ressort (côté de la hernie), et le patient doit pouvoir compter sur le secours d'un sous-cuisse surajouté pour pouvoir prévenir bien des déplacements du bandage.

Le sous-cuisse surajouté va d'ordinaire d'un point du ressort de la partie solide du bandage sur lequel il est fixé jusqu'à la pelote en tournant autour de la cuisse (fig. 11 et 12).

Or, les chances de déplacement du bandage répondent à certaines conditions qu'il est bon de prévoir :

1° La conformation particulière du sujet ;
2° La nature des mouvements du sujet ;
3° La force de pression du ressort ;
4° L'imperfection de l'ajustement du bandage, de son appropriation au sujet.

1° Conformation du sujet.

Il y a des ventres plats, gros, glissants, sur lesquels aucune pelote ne tient ou ne s'accroche. Il faut alors qu'une pièce du bandage le fixe en un lieu déterminé.

Dans ce cas, le sous-cuisse bien ajusté déterminera cette fixation nécessaire. Dans ce cas spécial, le sous-cuisse doit être constamment un peu serré. On devra progressivement habituer le patient à supporter cette tension de la partie inférieure du bandage. Sans elle le bandage devient illusoire ;

2° Il y a des mouvements pour lesquels le déplacement du bandage aura toujours tendance à se faire, même si le ressort est d'une grande énergie.

Il en est ainsi pour les mouvements de l'équitation. Le seul fait de monter à cheval déplace le bandage.

Tous les mouvements de travail ou de sport qui mènent à s'accroupir, donnent un résultat du même ordre.

Le saut favorise infiniment ce déplacement.

Ici encore, le sous-cuisse peut maintenir le bandage en place. Mais il n'a pas comme précédemment la nécessité de le maintenir constamment en tension. Il suffit qu'il soit très modérément serré et que la traction qu'il exerce entre en jeu lors du mouvement exagéré qui peut amener le déplacement ;

3° Pour certains bandages à grande pression, la tendance à remonter serait très grande, il faut absolument qu'une force considérable s'ajoute à la puissance du bandage pour le maintenir abaissé en la place qu'il doit occuper. C'est le cas des bandages dans lesquels on annexe un sous-cuisse qui fait corps avec le bandage, comme les bandages à gros bec de corbin et pour les enfants (fig. 7).

4° Enfin, un bandage qui est imparfaitement ajusté ne saurait seul se maintenir en place. C'est le cas de tous les bandages en gros, des bandages de confection. Aussi, dans le cas d'application de ces sortes de bandages, ne faut-il *jamais accepter un bandage sans sous-cuisse.* Un sous-cuisse bien ajusté aidera à maintenir en place un bandage médiocre qui cesserait d'avoir aucune utilité et qui deviendrait peut-être dangereux si le sous-cuisse ne le maintenait en la place due.

Bandages à ressorts exceptionnels et bandages sans ressorts.

Dans notre courte revue, nous ne disons rien des bandages exceptionnels, munis de ressorts très différents, qui ne peuvent être étudiés que dans un traité complet des bandages. Certains d'entre eux sont pourtant intéressants.

Quant aux bandages sans ressort que l'on a tenté depuis quelques années de remettre en circulation, ils sont sans valeur aucune, relativement aux bandages contenant des ressorts.

Les conseiller est retourner en arrière, avant l'époque de la découverte des ressorts. On ne saurait tolérer des bandages construits sans ressorts que chez ces pauvres diables qui se constituent à eux-mêmes des ceintures qui ne contiennent pas grand'chose, à défaut d'autres appareils insupportables.

Celui qui conseillerait actuellement de remplacer un confortable wagon-lit par une diligence du bon vieux temps, ne commettrait pas une faute plus manifeste que celui qui veut sérieusement remplacer un bandage à ressort par un bandage sans ressort. Un bandage sans ressort, c'est-à-dire sans le recours de l'élasticité, ne peut contenir une hernie qu'en maintenant la pression constamment au plus haut degré auquel il puisse atteindre. Dans ces conditions difficiles, on peut sans ressorts, établir un bandage efficace.

Mais tout bandage qui ne remplit pas cette condition excessive, qui rendait intolérable les bandages d'antan, n'est plus qu'un bandage illusoire et c'est le cas des bandages récemment préconisés.

Ou ils ne contiennent rien ou ils sont intolérables.

J'ai vu des sujets qui les avaient pris au sérieux, et qui se condamnaient à la pression utile pour le maintien de leur hernie, considérer la venue du bandage à ressort comme une véritable délivrance. On le comprend d'autant plus aisément que ces sortes de bandages pour contenir un peu une hernie ont besoin non seulement d'une pression constante et violente, mais de pelotes très dures et blessantes pour la région.

Variétés des bandages.

La variété des bandages est très grande, bien que dans les variations il n'y ait pas toutes les différences que l'on imaginerait d'abord.

Le bandage inguinal et le bandage crural, différents par leur mode d'application et la disposition du collet, sont analogues par l'ensemble de leurs parties. Les variations de formes et de volume des pelotes ou des autres parties du bandage laissent subsister un ensemble qui n'a pas de différences fondamentales et tous les détails les concernant méritent bien une étude, mais le choix du bandage, quel que soit le constructeur, est toujours celui d'un appareil de mêmes principes.

Les bandages dont la construction est faite d'après des principes tout à fait différents n'ont, en thérapeutique herniaire, qu'une application très limitée, et ceux qui suppriment les ressorts ont si peu de valeur que l'on n'a l'occasion de les placer que pour donner à un sujet l'illusion d'une contention, la sensation d'une pression à laquelle il est accoutumé.

C'est ainsi que certains sujets tiennent à porter des bandages de nuit, sans ressort, qui les rassurent et, disent-ils, les soulagent. Ces bandages jouent un rôle de suggestion plutôt qu'un rôle chirurgical.

Certains sujets se contentent de se fabriquer ex-

5.

temporanément des bandages de cette sorte pour la nuit, quand ils quittent le bandage ordinaire.

Bandages ombilicaux sans ressorts. Ceintures souples.

Les choses sont toutes différentes pour les bandages ombilicaux.

Les bandages ombilicaux, comme les bandages inguinaux et cruraux sont le plus souvent construits sur le principe des ressorts de la pelote et du point d'appui.

Ils prennent leur point d'appui sur la colonne vertébrale.

Le ressort est de forme très variable. Il a souvent la forme d'une pincette formant une demi-ceinture. En réalité, il agit *exactement comme le bandage inguinal anglais*, ou bien il fait tout le tour du corps, ou bien il est constitué par deux demi-ceintures réunies en arrière sur une plaque formant point d'appui.

Quelles que soient ses variétés pour des raisons que nous avons déjà exposées, le bandage ombilical ne peut contenir une hernie que d'une façon très imparfaite, essentiellement différente du mode de contention des bandages inguinaux et cruraux.

Aussi, les bandages souples qui, eux aussi, contiennent mal, mais qui s'ajustent plus aisément à la forme du corps et qui sont infiniment plus supportables, jouent dans le traitement de la hernie ombilicale un rôle des plus importants.

On fait pour la hernie ombilicale des bandages souples de formes diverses.

Ce peuvent être simplement des ceintures en forme de bande un peu large avec une pelote appropriée aux dimensions particulières de la hernie.

Ce peuvent être aussi des ceintures du principe de celles auxquelles on a donné le nom de Dolbeau, dans lesquelles la pelote est en avant portée sur un système de petits ressorts qui lui donnent une certaine pression élastique.

Quelques-uns de ces appareils ont été bien supportés.

Mais l'appareil peut être plus large encore et constituer une véritable *ceinture* soutenant tout le ventre comme les grandes ceintures abdominales.

En ce cas, l'appareil fait d'une pierre deux coups. Il soutient le ventre ordinairement très saillant chez les sujets gras atteints de hernie ombilicale. Puis il porte en son milieu une pelote destinée à contenir la hernie. C'est la ceinture ombilicale. Bien comprise, elle est souvent le meilleur appareil de contention de la hernie ombilicale. C'est celui qui se déplace le moins. C'est celui qui est le mieux supporté. Si la pelote est large et recouvre bien toute la région de l'orifice herniaire, elle est le meilleur agent pour la défense et pour arrêter la progrssion de la hernie.

Bandage épigastrique.

Le bandage épigastrique est fait avec un ressort tout comme les bandages ombilicaux ordinaires. Mais il ne porte qu'un ressort très mince et très peu énergique qui doit suffire, car la défense d'une telle hernie ne comporte pas une grande pression.

On peut dire de lui qu'il est une réduction du bandage ombilical.

Cependant, s'il est en certains cas suffisant, il est habituellement parfaitement inefficace et même difficile à tolérer. La hernie épigastrique est une hernie qui demande la cure radicale au premier chef, et sauf circonstances très exceptionnelles, on aura bien peu d'occasions de lui appliquer le traitement palliatif.

Bandage ombilical chez le nouveau-né et chez l'enfant.

L'application de ce bandage joue un rôle considérable en médecine étant donné l'immense quantité des hernies ombilicales observées.

Pour placer un bon bandage, il faut se rappeler que la hernie ombilicale de l'enfant doit guérir spontanément ; que s'il y a quelque avantage à la contenir, il ne faut pas l'empêcher de guérir.

Les bandages que portent les jeunes enfants sont les suivants :

Le plus souvent on établit extemporanément un bandage très succinctement construit avec les éléments que l'on a partout sous la main.

Une ceinture faite avec une bande de flanelle ou de toile fine. Sous cette ceinture, une étoffe repliée ou un petit coussin comprime et soutient la région de l'ombilic.

C'est le meilleur des bandages ombilicaux du nouveau-né. C'est le plus efficace, c'est celui qui ne cause jamais d'accidents. C'est celui qui favorise le plus la réparation spontanée qui est la marche régulière de la hernie.

La plupart des bandages ombilicaux fournis par les bandagistes comportent une pelote saillante, destinée à pénétrer l'anneau ombilical. Ce sont alors de détestables appareils qui entretiennent la hernie et usent la paroi.

S'ils sont faits d'une lame de caoutchouc qui serre le corps de l'enfant, ils sont tout à fait mauvais. L'application du caoutchouc sur la peau est dangereuse. Même en perforant ce caoutchouc pour laisser passer la transpiration, on ne prévient pas tous ses inconvénients.

Si ces pelotes pénétrant l'anneau ombilical sont portées sur des bandes agglutinatives, ils sont plus mauvais encore. Les inconvénients de l'irritation cutanée s'ajoutent à ceux de la pénétration de l'anneau.

Si on ne veut se contenter du bandage extemporané, il faut donner à celui que fera le bandagiste une disposition analogue.

On fera faire une petite ceinture souple, portant en son milieu une petite pelote ronde ou carrée, mais beaucoup plus large que l'anneau de la hernie ombilicale, de façon à ce que la pelote *ne puisse pas le pénétrer.*

La petite pelote sera très douce et facile à changer toutes les fois qu'elle est salie.

La pression de la ceinture sera très modérée. Il est d'expérience qu'il n'y a aucune utilité à exercer une constriction énergique sur le ventre. Cela n'a aucun intérêt pour la réparation de l'anneau qui se ferait très bien malgré une contention très insuffisante en apparence.

Placement direct du bandage en général.

En principe, le bandage doit être placé directement sur la peau.

Pourtant, afin d'éviter un contact direct qui les gêne ou qui ne paraît pas permettre la propreté, beaucoup de sujets les placent sur la chemise et sur le caleçon.

C'est une détestable manière de procéder. C'est un moyen parfait d'assurer la mobilité du bandage, son glissement et par conséquent son inefficacité.

Si le sujet ne veut ou ne peut accepter le contact avec la peau, il peut être utile de garnir la pelote d'une sorte de chemise de toile l'enveloppant. C'est même là une excellente pratique à conseiller.

On peut aussi, et plus simplement, placer au-dessous du bandage un carré de linge propre que l'on change fréquemment.

Le plus difficile, c'est que certains sujets accusent tant de sensibilité de la peau qu'il faut placer un linge non seulement au-dessous de la pelote, mais aussi au-dessous de la plaque et du ressort donnant point d'appui en arrière.

Enfin, dans les cas plus nombreux qu'on ne croit dans lesquels le médecin sera obligé de transiger complètement avec le porteur de bandage, il faut au moins pour donner la condition la moins mauvaise possible, montrer au sujet à placer son bandage, sans que le vêtement intermédiaire puisse faire des tiraillements entraînant le bandage hors de sa place.

En règle générale, lorsque le sujet éprouve le besoin de cette addition de linges intermédiaires, c'est qu'il porte un bandage de pacotille incapable d'un ajustement suffisant.

Application du bandage dans la position horizontale.

On ne saurait trop répéter au hernieux et au médecin que le bandage doit être mis en place *dans la position couchée.*

Nous insistons ailleurs sur les effets importants de la situation sur la hernie. Il est bien facile de comprendre que l'application du bandage demande la détente absolue de la région herniaire.

Non seulement il faut appliquer le bandage dans la position couchée, mais dans certains cas difficiles, il faut que cette position ait été maintenue *assez longtemps de suite*. Cependant, beaucoup de sujets ne se soumettent pas à cette règle. Certains réussissent à placer le bandage malgré cela par une adresse peu commune.

Mais l'immense majorité doit, à cette manière de procéder, une très grande imperfection de l'application de leur bandage.

Essai du bandage.

Un bandage idéal doit contenir une hernie absolument et parfaitement dans toutes les conditions du mouvement et des efforts que fait le sujet.

Après que le bandage a été mis en place, il faut l'essayer.

Pour l'essayer, on fait exécuter successivement au sujet tous les efforts qui pourraient amener le déplacement et l'issue des viscères dans la hernie.

On le fait *tousser debout*, puis on lui fait prendre des positions dites difficiles ; on le fait *tousser* dans la position *accroupie et demi-accroupie*.

Si le bandage subit ses épreuves sans permettre la sortie de la hernie que l'on constate en maintenant un doigt au voisinage de l'orifice herniaire, les conditions sont bonnes.

Toutefois, elles peuvent n'être pas suffisantes.

Il faut revoir le sujet après que le bandage a été porté *pendant quelques heures* et même *pendant quelques jours.*

Il peut alors révéler une insuffisance plus ou moins facile ou plus ou moins difficile à corriger.

L'étude du bandage ainsi faite est d'autant plus nécessaire que ces visites successives vous permettent, soit de contrôler les défauts du bandage, soit de corriger l'inhabileté du sujet à placer et à surveiller son bandage.

Chez beaucoup de sujets, cette inhabileté est telle qu'elle se renouvelle constamment et qu'on la retrouve à l'épreuve de chaque bandage.

L'immense majorité des hernieux ne prend pas tant de précautions pour le bandage et pourtant la tolérance de la hernie est à ce prix et le traitement palliatif de la hernie comporte l'association de la perfection du bandage bien ajusté sur le sujet et d'une surveillance rationnelle amenant une bonne éducation du porteur de bandage.

Plus tard, il y aura lieu de revoir le bandage lorsqu'il commencera à fléchir, à se modifier, car le port d'un bandage abîmé, usé, brisé ou simplement déformé peut avoir de graves inconvénients.

Bandages multiples.

Un moyen très pratique d'assurer la tolérance et la bonne application des bandages consiste à conseiller au sujet qui peut le faire d'*avoir plusieurs bandages*. Il peut avoir des bandages de *puissance* de ressort *différente* à appliquer suivant les circonstances, suivant les jours, suivant l'effort qu'il aura à faire.

Tels sont les bandages qui permettent à un sujet de se livrer à des sports violents, tandis que dans l'habitude de la vie, il porte des bandages moins énergiques.

Mais, tout simplement, il peut avoir des *bandages exactement pareils* qu'il change de temps en temps, qu'il porte alternativement.

Il y a des sujets que le seul fait de *changer* de bandage soulage beaucoup et pour lesquels le port devient tolérable alors qu'il ne l'était pas auparavant.

Il suffit de rappeler à ce sujet que l'homme qui met chaque jour la même paire de souliers en souffre rapidement. Quoi de surprenant à ce que la répétition constante et exacte du même mode de pression ne soit pas facilement tolérable ; le changement d'une part imperceptible de ces pressions suffit à donner un soulagement sérieux.

Bandage chez les tout petits enfants.

La question du bandage chez les tout petits enfants est fort difficile à résoudre d'une façon positive.

Les bandages qu'on leur applique déterminent

une gêne extrême, quelquefois même des accidents graves.

Les seuls qui soient admis d'une façon courante, sont les bandages de caoutchouc.

Or, la peau les supporte très mal. En outre, leur application est absolument illusoire.

Si on réfléchit que les enfants ne courent guère de danger du fait même de la hernie et que la guérison de cette hernie par le bandage est un mythe qui ne vaut pas la peine d'un supplice quelconque, on comprendra pourquoi le plus souvent je conseille aux parents de ne pas mettre de bandages aux tout petits enfants.

Vers l'âge de dix-huit mois ou deux ans seulement, suivant le développement de l'enfant et suivant les soins qui peuvent lui être donnés, je fais appliquer un petit bandage français qui, souvent alors, est bien toléré.

On peut le faire porter jusqu'à l'âge où l'enfant sera opéré.

Je ne conseille pas l'opération aux très jeunes enfants, sauf indication tout à fait exceptionnelle et urgente.

C'est entre cinq et sept ans que j'estime le développement du sujet assez avancé pour comporter une opération tout à fait satisfaisante. En procédant ainsi, je n'ai jamais eu que des *résultats parfaits*, tandis que les résultats que j'ai pu observer chez les sujets opérés très jeunes par d'autres opérateurs ne m'ont pas séduit.

S'il fallait, chez le très petit, appliquer un bandage quand même, il n'y a guère que le bandage de caoutchouc perforé, sans ressorts aucuns, qui soit possible malgré son insuffisance.

En ce cas, il demande une surveillance extrême. J'ai vu des accidents formidables dus à l'application de ces bandages. J'ai vu des sujets chez lesquels la cachexie et la mort avaient été la suite de l'application du bandage.

Cependant les accidents des hernies chez les tout petits enfants sont extraordinairement rares, au moins en ce qui concerne les accidents qui amènent la mort.

J'ai vu une seule fois l'étranglement chez un enfant de treize mois que, du reste, j'ai opéré avec succès.

Marjolin, dans sa longue carrière (33 ans à l'hôpital Sainte-Eugénie) n'en avait jamais vu.

***

On remarquera aisément quelques lacunes dans le chapitre des bandages surtout relativement au placement des bandages crural et anglais.

Pour ne pas faire trop de répétition et à cause de la difficulté d'exposition, nous avons rejeté au dernier chapitre iconographique les descriptions que les figures multiples peuvent seules rendre utiles.

CHAPITRE IV.

—

Hygiène du Hernieux.

La hernie est bien le fait d'une disposition anatomique. Mais quels que soient la constance de cette disposition et les troubles physiologiques nécessaires qui lui appartiennent, il y a une extrême variété dans ces troubles qui résultent de la présence de la hernie. Leur intensité et leur importance dépendent du régime du hernieux.

Le hernieux s'accoutume à bien des conditions de la hernie ; il souffre surtout du défaut d'un régime utile ; il a besoin d'une hygiène spéciale répondant à la difformité qu'il porte.

Cette hygiène du hernieux doit suivre les conditions diverses de ses malaises.

Elle doit s'adresser :

A sa santé générale ;
Aux conditions de sa santé abdominale ;
Aux conditions locales de la région herniaire.

Il semblerait que l'on put résumer les nécessités de l'hygiène du hernieux, en disant : Il s'agit d'un sujet destiné à une santé médiocre qu'il devra soigner plus que les autres sujets.

Ainsi formulées, les nécessités de son hygiène ne seraient pourtant pas bien déterminées, car le hernieux peut avoir une santé parfaitement satisfaisante. Seulement, il y a des points spéciaux pour lesquels il devra s'observer et se soigner d'une façon particulière.

En ce qui concerne sa santé générale ou les accidents généraux dont il peut être le sujet, il devra plus qu'un autre prêter attention à toutes les conditions qui favorisent *la toux*.

A cet égard, sa lésion le place dans un cercle vicieux. Le hernieux souffre beaucoup des efforts de la toux. Très communément, le hernieux est un tousseur. Il a donc tout intérêt à ne rien négliger pour se défendre des conditions qui pourraient favoriser la toux.

Il ne faut pas oublier que l'histoire physiologique, comme l'histoire pathologique de la hernie, nous apprend que le réflexe congestif sur les poumons est chose tout à fait liée à l'existence de la hernie.

Il y a déjà bien longtemps que les observateurs ont constaté que la congestion pulmonaire était plus fréquente après l'opération de la hernie étranglée qu'après d'autres opérations.

Lorsque j'ai fait connaître ma première expérience de la cure radicale de la hernie, j'ai montré que si le danger septique pouvait être absolument écarté de la pratique de toute opération de cure radicale de hernie, il n'en était pas de même pour le danger dû à la congestion pulmonaire qui persiste toujours dans une réelle mesure, danger qui augmente avec l'âge du sujet, et avec le volume de la hernie.

Il faut bien noter que cette tendance à la congestion pulmonaire, moins marquée chez un hernieux qui n'est sujet ni à complications inflammatoires, ni à traumatisme, reste évidente, surtout pour ceux qui sont atteints de hernies volumineuses.

Il faut donc se défier de tout ce qui peut être occasion de congestion pulmonaire, de tout ce qui peut mettre en jeu le reflexe pulmonaire chez les grands hernieux.

En dehors de cette condition très particulièrement propre au hernieux, nous ne voyons pas que l'hygiène ait une indication très générale à tirer de la hernie.

Toutefois, sans y mettre trop d'exagération, on ne doit pas oublier que la hernie est par elle-même une cause de déchéance organique. Si donc, le sujet veut se défendre, il doit tout de même avoir plus de souci de l'hygiène générale, c'est-à-dire qu'il doit demander à une vie bien réglée tout ce qui favorise la nutrition.

Il s'attachera ensuite aux causes de hernie habituelle, aux accidents favorisant le développement, aux détails qui intéressent spécialement et localement sa hernie.

HYGIÈNE DU MOUVEMENT

Le hernieux doit, pour des raisons multiples, porter une attention extrême à une condition hygiénique capitale.

Il est plus juste pour lui que pour tout autre de dire que le *mouvement c'est la vie.*

D'abord, sans doute, sans le mouvement, sa nutrition générale, médiocre déjà, devient mauvaise. Il a besoin autant et plus que tout autre, du mouvement pour favoriser sa nutrition, pour favoriser sa digestion et toutes ses fonctions viscérales. Le mouvement rend des fonctions meilleures à des organes qui étaient disposés à mal vivre.

En outre, le mouvement a une influence locale toute bienfaisante.

Sans mouvement, les tissus fibreux et musculaires perdent de leur valeur.

Sans mouvement, le hernieux se laisse envahir de toute part par la graisse.

Or, cette graisse est à la fois un ennemi local et un ennemi général, Elle contribue à la dégénérescence du sujet et localement elle aggrave les conditions au point de les rendre irrémédiables.

Cependant, toujours imbu de la théorie de l'*effort* qui produit et aggrave la hernie, le médecin, d'une manière générale, conseille d'éviter le mouvement ; il rejette même la marche, et il remplace l'activité du travail musculaire par la vie sédentaire. C'est le pire conseil que l'on puisse donner.

Il peut y avoir pour un hernieux quelque avantage à éviter certains excès musculaires, certains à-coups violents. Il n'y a *jamais, même pour les très difformes*, aucune utilité à éviter *le mouvement*.

Il y a plus, l'hygiène du hernieux, avec ou sans bandage doit avoir pour condition dominante le mouvement.

Influence du mouvement sur les tissus fibreux et sur les muscles de la région herniaire.

Le mouvement n'a pas seulement chez le hernieux comme chez tous les hommes, une influence favorable sur la nutrition d'une manière générale, mais il a une action locale dont l'importance ne saurait être exagérée.

Cette action locale qui peut contribuer au développement des tissus, à leur durcissement, à leur élasticité, à leur contractilité est si évidente que les empiriques, comme nous le verrons plus loin, ont utilisé les mouvements pour une prétendue guérison de la hernie. Leur traitement, s'il n'est pas curatif, a cependant une action réelle, car il est certain que l'on peut, avec de la patience, donner quelque solidité aux parois musculo-fibreuses.

Ces mouvements sont tout naturellement ceux qui mettent en jeu l'activité des plans au milieu desquels est située la région herniaire, qui excite le

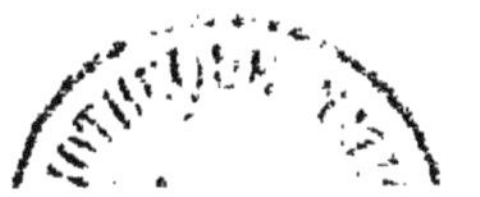

développement des éléments de la paroi abdominale.

Les mouvements élémentaires auxquels ils ont recours sont surtout des mouvements *de flexion du tronc sur le bassin étant couché*. Ce sont aussi des mouvements de *rotation* du tronc.

Le but est le développement des tissus fibreux et la fermeture des anneaux.

Le résultat ne saurait être aussi parfait mais il mène, en certains cas, à une augmentation de la résistance de la paroi fibro-musculaire. Cela prouve que des mouvements spéciaux peuvent jouer ce rôle favorable.

Un mouvement pour être utile aux hernieux peut être *localisé ;* à coup sûr il doit être *dosé*, il doit être méthodique.

Il en résulte que si les mouvements de toute sorte, les mouvements quelconques, tous ceux de nos fonctions communes, peuvent être conservés et utilisés, il y aura plus grand avantage encore à cultiver les mouvements méthodiques.

Ceux qui sont utilisés dans les sports sont tout indiqués.

Mais, comme dans ces sports tout n'est pas bon, comme on peut rencontrer même des excès musculaires qui soient préjudiciables, il faut que le médecin qui veut rendre service aux hernieux soit bien informé de tout ce qui touche aux sports. Il faut connaître leur valeur active.

Si le médecin connait bien les mouvements requis par les sports, s'il connaît bien sa physiologie musculaire, il peut, en ce sens, rendre les plus grands services aux hernieux.

On peut même remarquer que s'il connaît bien cette physiologie des mouvements, il les dirigera non seulement pour les sports, mais pour les *mouvements professionnels*. Il pourra même leur enseigner comment, loin de se condamner au repos, loin de rejeter toute occupation active, on a de nombreuses occasions de remplir des fonctions actives et en même temps d'utiliser ses mouvements professionnels au mieux de son développement et de sa santé générale et locale.

Le mouvement donne des conditions favorables au port du bandage.

Un résultat peu connu de l'action du mouvement chez les hernieux, c'est la facilité pour supporter le bandage. Il y a bien longtemps que M. Collin, dont l'autorité est si grande en la matière, m'a fait faire cette remarque. Il m'a signalé ce fait que dans certaines administrations dont il était le fournisseur, les employés actifs (marchant et travaillant manuellement) étaient toujours contents de leurs bandages, tandis que les sédentaires (bureaux) étaient toujours mécontents.

Si on compare les porte-bandages qui remuent, c'est-à-dire ceux qui marchent, qui font de l'exercice ou pratiquent les sports et ceux que leurs goûts ou leur profession condamnent au repos habituel, on est réellement surpris de constater que les premiers supportent leurs bandages sans difficulté.

Ils ne se plaignent pas des points de pression, ils placent facilement leurs bandages. Leur hernie ne leur paraît pas suivre une progression bien notable.

Il semble que chez eux, grâce au mouvement, la paroi abdominale prend et conserve une consistance qui lui procure une résistance très satisfaisante à la pression du bandage.

Ils engraissent moins, ils se congestionnent moins. Tous les troubles digestifs qui favorisent les variations de volume du ventre ne les incommodent pas. Ils sont sujets favorables pour le bandagiste qui ajuste aisément sur leur paroi abdominale, un bandage facile à mesurer et dont la pression ne gêne pas sensiblement une paroi qui se défend.

Chez le sujet qui ne se donne pas de mouvement, la paroi abdominale s'amollit. On ne sait plus, en quelque sorte, où appuyer le bandage.

Partout, les points d'appui prennent de la sensibilité.

La hernie croît sans cesse par engraissement, par congestion. Si l'on ajoute à cela que les troubles digestifs, la distension par les gaz, donnent au ventre des variations de volume et de sensibilité extraordinaires, on concevra comme on arrive à cette solution paradoxale :

« Un individu, qui ne fait pas de mouvements,

pour contenir régulièrement et constamment sa hernie, devra prendre un bandage bien plus fort que celui qui suffit à un homme faisant un exercice régulier, méthodique, point au delà de ses forces. »

En définitive, aussi bien au point de vue des complications possibles qu'au point de vue de la perfection du traitement palliatif, le hernieux ne doit pas se soustraire à l'exercice musculaire.

Choix du sport pour le hernieux.

Indications générales.

En pratique, on peut dire que le hernieux peut et doit faire de tous les sports.

Toutefois, certains lui sont bien plus favorables.

S'il peut éviter les à-coups et occuper une position inclinée, horizontale ou assise, le sport est meilleur pour lui.

De tous les sports, *la bicyclette* est celui qui lui convient le mieux.

Il n'y garde pas la station debout.

Le mouvement est méthodique et dosable.

Les efforts en à-coup peuvent être évités.

La progression dans l'exercice est facile et même nécessaire.

L'influence sur le développement des muscles des parois est si favorable avec ces mouvements que l'on a pu présenter la bicyclette comme un agent de cure de la hernie (1).

En tous cas, son usage peut contribuer à la *masquer*.

Les sports qui exigent une détente musculaire brusque et surtout une lutte, une résistance à une puissance très supérieure à la vôtre, sont moins favorables.

Toutefois, chez le hernieux qui est protégé par un bandage, l'exercice des sports peut être permis et même encouragé.

C'est ainsi que la *boxe et l'escrime* peuvent être pratiquées très avantageusement.

Les jeux violents sont un peu plus défavorables parce que le sujet est obligé à des à-coups dont il ne peut pas toujours prévoir l'intensité.

C'est pour cette raison surtout, que l'*équitation* n'est pas un sport très favorable. Le cavalier est toujours exposé à des à-coups dans lesquels sa résistance musculaire est très inférieure à la puissance de l'animal.

Toutefois, nombre de cavaliers avec un bon bandage suffisent à l'exercice.

***

Tout naturellement, la pratique des sports aug-

(1) Guérison de la hernie par l'usage de la bicyclette, Dr Lucas Championnière, Académie de Médecine et *Journal de Médecine et de Chirurgie pratique*, 10 février 1899.

mentant la production de l'effort musculaire, il y a une nécessité habituelle de l'usage des bandages.

Il peut suffire au hernieux de donner à un bandage déjà serré une constriction un peu plus énergique de la courroie qui ferme le bandage.

Il pourra aussi serrer un sous-cuisse qu'il a l'habitude de porter un peu lâche. *(Voir page 76, sous-cuisse.)*

Mais, dans bien des cas, surtout s'il s'agit d'efforts particulièrement violents, il fera sagement de mettre pour son exercice un bandage spécial dont la pression habituelle trop énergique le fatiguerait tandis qu'il la supporte aisément et momentanément pour un exercice donné.

C'est ainsi que j'ai fait porter à des sujets pour l'escrime, pour la boxe, pour une séance ou pour une journée de *bateau*, un appareil plus fort que l'appareil coutumier.

J'ai pu ainsi permettre aux sujets des exercices dont on les privait et qui ont été aussi précieux pour leur santé que satisfaisants pour des goûts qu'ils avaient contractés depuis longtemps.

En pareil cas, on sera même surpris des résultats extraordinaires que l'on obtient, on constatera une fois de plus que la perte de force dont on accuse toujours le hernieux, n'est que relative et que les moyens de la pallier sont d'une réelle efficacité si on les emploie avec connaissance réelle des appareils et de leur application.

***

La *gymnastique* considérée d'une manière générale ne constitue pas un sport de choix pour le hernieux. Les acrobaties sur certains agrès ne lui sont peut-être pas tout à fait défendues. Pourtant elles exigent des précautions spéciales comme tous les efforts violents et bien des gymnastes ont fait et font de la gymnastique munis de bandages.

Mais il faut comprendre la gymnastique d'une manière très générale et songer qu'on peut la cultiver en employant des mouvements de variété extrêmement différente. Pour mieux dire, on peut considérer comme en dépendant tous les mouvements méthodisés.

Il y a toute une catégorie de mouvements que les empiriques seuls paraissent avoir utilisés pour le hernieux.

J'en ai, pour ma part, cependant tiré un grand parti. Ce sont les mouvements qui sont accomplis *par un sujet couché.*

Dans la position couchée, beaucoup d'efforts n'ont sur la sortie de la hernie aucune action.

Il vous est donc facile de profiter de cette position couchée pour faire exécuter au sujet des mouvements méthodiques progressifs.

C'est dans cette position qu'il faut faire exécuter

les mouvements destinés à tonifier les muscles de la paroi abdominale.

La meilleure preuve que ces mouvements sont faciles à obtenir, c'est que bien qu'ils soient peu utilisés dans notre gymnastique, sauf dans une intention orthopédique, dans d'autres gymnastiques comme dans la gymnastique suédoise, les mouvements dans la position couchée sont fréquemment utilisés sans même que l'on poursuive un but spécial de renforcement de la paroi abdominale ou d'une difformité à corriger.

Pour qui connaît un peu les mouvements gymnastiques, il est facile de déterminer ceux qui peuvent être appliqués au renforcement de la paroi abdominale.

Il est facile en les faisant exécuter ou en les exécutant soi-même, de constater que dans la position couchée il n'y a que fort peu de tendances à la poussée sur la paroi abdominale qui caractérise tous les mouvements gymnastiques debout.

Si donc, on prend la gymnastique dans son sens le plus large, si on évite au hernieux les mouvements de longue suspension et les secousses violentes imprimées au diaphragme, il est facile de créer une gymnastique non seulement tolérable, mais utile pour le hernieux.

***

On peut, en modifiant les divers sports, en appliquant les bandages, en modifiant ces bandages au besoin, les rendre toujours accessibles aux hernieux.

Il faut pour cela que le médecin se rende compte de la valeur des bandages et des conditions individuelles de la hernie.

C'est là ce qui fait, à coup sûr, la supériorité du sport cycliste pour le hernieux. Ici, il a peu à se préoccuper de son bandage, il a peu à se préoccuper des conditions défavorables du mouvements. Le mode du mouvement lui est franchement favorable et il peut le mesurer.

Cela est si vrai que bien des cyclistes sont arrivés à se livrer à leur sport favori en *supprimant* le bandage qu'ils ont coutume de porter en toute autre circonstance.

On conçoit qu'il y ait avantage à apporter quelque méthode dans l'usage de la bicyclette pour réduire au minimum les à-coups déjà rares.

La position un peu basse, avec la selle un peu en arrière, — une machine peu multipliée, — peu de montées de grandes rampes, — peu de vitesse excessive, donneront de bons principes.

L'usage des machines à deux multiplications sera très favorable en évitant des efforts sur les rampes en permettant un travail plus sérieux avec vitesse sur les paliers.

A notre époque on ne saurait trop insister sur l'intérêt qu'il y a à faire utiliser les vélocipèdes par les hernieux.

Je dis vélocipèdes parce que le tricycle quoique

étant plus lourd et moins maniable que la bicyclette par le hernieux peut encore lui rendre les plus grands services.

Ainsi que je l'ai fait connaître, je l'ai utilisé comme agent d'hygiène et même agent de traitement des hernieux.

Pour se diriger dans l'emploi de toutes ces machines, il suffit de se rappeler qu'il faut réunir pour le hernieux toutes les conditions qui lui permettent des actions régulières sans violence.

Bons roulements, bonnes situations, bons pneumatiques, multiplications faibles ou du moins toujours bien adaptées aux rampes qui peuvent être franchies.

***

Quel que soit le sport auquel se livre le hernieux, on voit facilement qu'il en tire bénéfice. Son état général en est plus satisfaisant. L'état local n'en est pas moins amélioré.

Quoi qu'en disent la plupart des chirurgiens, la hernie *ne se développe pas en raison des efforts même très répétés.* Ces efforts très répétés, s'ils ne se font pas sur un mode de brusquerie exagérée, sont plutôt de nature à diminuer la congestion et la tension habituelle des parties qu'à en favoriser l'expansion.

HYGIÈNE ET SOINS DE LA PEAU DU HERNIEUX.

C'est à peine si le médecin recommande à ceux qui portent des bandages une propreté rigoureuse de la peau dans les régions où le bandage est placé.

Cependant, avec les soins de la peau, on ferait tolérer des bandages qui sont insupportables. La misère de certains sujets dont la peau est plus susceptible aux pressions est extrême.

Ces soins ne sont pas si simples, du reste, qu'ils paraissent, parce qu'on imagine volontiers, étant donné l'immense majorité des gens qui supportent des bandages sans soins et même sans propreté qu il doit toujours en être ainsi

***

Si la peau est sensible aux points d'appui, si elle sécrète avec excès, il ne suffit pas de conseiller les bains généraux, il faut même *les déconseiller*.

Si on les prend, qu'ils soient très rapides. *Il ne faut pas que les peaux sensibles macèrent.*

Les marcheurs de profession savent bien que, si la propreté est utile à la bonne conservation des pieds, il faut éviter les bains proprement dits et ne jamais laisser macérer l'épiderme complètement. Cela l'affaiblit.

En outre, les sécrétions peuvent être exagérées par des bains très répétés.

Aussi, aux porte-bandages, pas de bains prolongés, et quand on donne le bain, que celui-ci soit tonique, légèrement alcalin, rapide et, si possible, suivi d'une ablution froide.

Nettoyages et soins de la peau.

De même le nettoyage local ne doit pas être indifférent. Il ne s'agit pas simplement de purifier la peau de façon à satisfaire au bien-être ou à l'esthétique, il faut mettre cette peau dans un état tel qu'elle puisse supporter des pressions que la région n'était pas destinée à supporter.

Pour enlever les accumulations épidermiques, les produits sébacés et gras, l'eau savonneuse et chaude est le meilleur agent de nettoyage de la région herniaire.

On peut rendre le nettoyage plus facile, surtout si les régions sont très sales ou très grasses, en additionnant l'eau du lavage d'une petite quantité de sous-carbonate de soude.

On nettoiera encore mieux, si on additionne l'eau d'une petite quantité des eaux parfumées avec lesquelles on nettoie la tête (shampoing).

Il est encore plus simple d'additionner cette eau d'une cuillerée de la substance qui fait le principe de ces eaux, c'est-à-dire de *teinture de quillaya saponaria.*

On n'a qu'à demander cette teinture au pharmacien, la faire parfumer à son choix et en additionner légèrement l'eau de lavage.

On pourrait encore et plus économiquement préparer un peu de décoction de bois de panama pour faire de temps en temps le lavage de la région.

Certains industriels font des savons au panama qui peuvent rendre des services, si on ne les emploie pas trop fréquemment.

Dans des cas dans lesquels la peau était très mince et très irritable, je l'ai rendue plus dure et plus résistante en donnant l'habitude au sujet de faire des lavages avec de la décoction de feuilles de noyer.

***

Lorsque le lavage a été terminé, il ne faut pas habituellement mettre sur la peau des topiques gras.

Les meilleurs topiques sont les poudres sèches.

Elles absorbent les sécrétions et corrigent un peu l'impression pénible que la pression détermine sur la peau.

Les meilleures poudres à employer très largement dans la région seront les poudres de riz, la poudre d'amidon, et mieux encore *la poudre de fécule* qui ne forme pas de petites masses dures.

On peut encore employer la poudre de talc soit seule, soit mélangée à la poudre de fécule.

On verra très souvent le bandage bien supporté, à partir du moment où la poudre aura été employée.

On verra aussi que des régions, toujours malpropres et mal odorantes jusque-là, ont changé complètement au grand avantage du sujet.

Topiques à employer dans la région herniaire.

Dans les cas d'altérations de la peau, cas assez communs chez les sujets qui supportent des pressions excessives, ou chez ceux dont la peau est intolérante, il y a lieu d'employer des topiques gras pour pansement, pour calmer l'inflammation, les contusions ou les déchirures de la peau.

Si à ce moment le bain devient une nécessité, il faut toujours se rappeler qu'il ne faut pas en abuser et que la peau qui a macéré est plus facile à blesser.

Si la région herniaire a été blessée superficiellement, si on y observe des éruptions impétigineuses après nettoyage, on mettra sur la région un linge légèrement enduit d'une pommade à l'oxyde de zinc comme pour les eczémas.

Si la plaie est très superficielle, on la graissera très légèrement avec le bout du doigt bien propre et on couvrira ensuite toute la région avec de la poudre de fécule.

La pommade fait adhérer cette poudre et la peau est ainsi très bien protégée.

***

On observe quelquefois dans la région où la pelote appuie et même au point d'appui au niveau de la ceinture, de véritables ulcères qui témoignent d'une destruction d'une partie du derme. La cicatrisation de ces plaies est souvent très longue.

J'ai l'habitude de les faire panser avec un linge enduit de la pommade :

Calomel, 2 grammes ;
Tannin, 10 grammes ;
Axonge benzoïnée, 60 grammes.

En cas de lésions plus graves, quelques applications d'onguent napolitain rendront de réels services.

Les altérations de la peau constituent souvent un véritable supplice pour les porte-bandages.

On les évitera par l'ensemble des précautions que nous avons recommandées.

⁂

Quand ces précautions n'ont pas été prises et quand on trouve ces lésions installées depuis longtemps, on ne les fera disparaître rapidement qu'en modifiant les appuis des bandages, — en faisant reposer les régions, — en donnant des bandages différents et en les faisant mettre alternativement.

En les faisant enlever et remettre plusieurs fois par jour, on arrive aussi rapidement à en diminuer les complications.

C'est dans ces cas d'intolérance de la peau que j'ai obtenu d'excellents résultats du changement de bandage. Non seulement deux bandages identiques n'ont pas exactement la même pression, mais les points d'appui changent beaucoup plus que l'on n'imagine et cela suffit à soulager la région et à permettre des cicatrisations.

Enfin, je recommande au médecin appelé à soigné la peau altérée de certains hernieux de bien examiner les parties constituantes des bandages. Il y a des bandages dont la garniture est irritante.

Il y a des bandages qui s'imprègnant trop facilement des liquides secrétés par la peau donnent une excitation fâcheuse de cette peau.

En ce cas les soins de la peau ne suffiraient pas si on ne modifiait les bandages.

Enfin, il ne faut pas se laisser surprendre par les altérations de la peau causées par des topiques recommandés le plus souvent par des charlatans pour guérir la hernie.

Bien des gens y croient encore, même des médecins. J'ai vu à plusieurs reprises des peaux très abimées par des topiques qui contiennent des substances axtringentes souvent très irritantes, de la résine, de la poix, etc., etc.

Il y a là une indication au nettoyage attentif et à la suppression des topiques.

HYGIÈNE ALIMENTAIRE DU HERNIEUX

On pourrait croire qu'il est exagéré de parler d'un régime spécial pour un sujet dont la difformité est si fréquente.

Il est évident que l'immense majorité des hernieux mange et boit sans souci de son infirmité et sans adopter une règle quelconque, et au premier abord on ne saisit pas les conséquences fâcheuses de cette insouciance.

Pourtant, tout en n'exagérant rien, on doit rappeler que le hernieux est plus susceptible que d'autres aux troubles gastro-intestinaux. En le surveillant et en le conseillant à ce sujet, on peut lui rendre de réels services.

Ce sera une nouvelle occasion de constater qu'on abandonne trop aisément des sujets auxquels il est facile d'être utile en prévenant par une hygiène raisonnée bon nombre d'accidents.

Le hernieux ne sait pas habituellement que du fait de sa difformité, il est exposé à des accidents gastro-intestinaux et le plus souvent il n'en a aucun souci.

Cependant, outre qu'il a quelquefois des *douleurs, des coliques* simples qui résultent de la hernie, il est quelquefois et plus qu'un autre, exposé à l'embarras gastrique et à l'entéro-colite.

C'est là une des bonnes indications du purgatif habituel.

En outre, la surveillance du régime, la suppression des aliments de digestion difficile, de ceux qui provoquent la formation des gaz, peut le mettre en meilleure condition.

On sera surpris, dans ces cas, de voir le sujet supporter le bandage avec une aisance qu'il ne connaissait pas jusque-là.

Toutes les conditions de l'évacuation intestinale sont intéressantes pour lui. L'introduction des aliments qui favorisent les évacuations et l'usage des lavements peuvent lui être de la plus grande utilité.

On remarquera que la constipation qui, chez tout individu est préjudiciable à l'organisme, lui est plus redoutable qu'à un autre.

Les efforts exagérés pour la défécation lui sont plus pernicieux que n'*importe lequel des efforts qu'il peut être obligé de subir.* Ce sont avec les efforts de la toux ceux qui contribuent le plus sûrement à faire progresser la hernie ou même à déterminer l'explosion d'accidents graves.

En outre, la constipation s'accompagne toujours plus ou moins de la distension gazeuse de l'intestin et celle-ci constitue une complication sérieuse. Elle contribue à augmenter la tendance à l'issue des viscères. Elle contribue à déterminer une gêne, un état congestif de la hernie qui est au premier rang des symptômes pénibles auxquels peut être soumis le hernieux.

Aussi, peut-on dire que dans la vie du hernieux, purgatifs et lavements jouent un rôle capital.

Il y a plus, il est évident que chez certains sujets le fait de la sortie ou de l'irritation des intestins contribue à aggraver cette constipation. Aussi, on peut dire, comme je l'indique plus loin, que purgation et lavements devront être au premier rang des manœuvres hygiéniques familières au hernieux. Mais il faut dire aussi qu'il a le devoir de tout faire pour prévenir le développement de cette constipation.

Sans qu'il y ait dans ce but à tracer au hernieux un plan d'hygiène particulièr, il faut lui montrer que les divers moyens hygiéniques contre la constipation, contre la paresse intestinale, sont pour lui absolument nécessaires.

Même, s'il suit comme je l'indique, un traitement d'amaigrissement, il ne doit pas oublier cette nécessité particulière de ne point s'exposer à la constipation habituelle.

Régime d'amaigrissement.

C'est qu'en effet, l'importance du rôle joué par la graisse pour aggraver la situation et les accidents du hernieux est telle que le *régime d'amaigrissement* ou le régime qui préviendra l'engraissement doit dominer toute cette hygiène.

L'importance du *régime d'amaigrissement* chez le hernieux est telle qu'on ne saurait l'exagérer, sans oublier toutefois, que l'amaigrissement ne saurait être *que progressif.*

Il sera donc surtout utile en agissant lentement et progressivement, en constituant un véritable régime habituel et non un régime brutal, passager ou d'exception.

La privation de boisson aux repas est au premier rang des moyens d'action.

Toutefois, elle ne comporte pas la privation définitive des boissons. Celles-ci doivent être prises dans l'intervalle des repas, au moins deux heures après le repas.

Emploi de l'eau lithinée de Santenay :

L'eau lithinée de Santenay doit être prise à jeun une demi-heure avant le repas. On en prendra un ou deux grands verres chaque jour au plus. L'eau doit être interrompue tous les quinze jours pendant cinq à huit jours, puis reprise ainsi pendant plusieurs mois.

L'action de certaines autres eaux minérales est très favorable.

La purgation fréquente ajoute aux chances d'amaigrissement qui sont ordinairement contrariées par une constipation habituelle.

Plusieurs médicaments peuvent être utilisés.

Mais le plus précieux de tous, est sans contredit, l'iodure de potassium à très petite dose.

L'administration d'une dose quotidienne de 0,25 centigrammes, longtemps continuée, rend les services les plus remarquables. Non seulement elle est bien supportée, mais chez beaucoup de sujets à tendance vers l'obésité, elle constitue une médication plutôt favorable à une nutrition régulière.

Comme il s'agit d'une médication à longue échéance dans les cas dans lesquels elle n'est pas aussi bien supportée, on la fera tolérer en coupant fréquemment l'administration de ces petites doses par un écart d'un jour et en y revenant pendant quelques jours par séries successives.

L'application d'un régime d'amaigrissement au hernieux est une indication générale.

Elle doit, bien entendu, être subordonnée aux cas particuliers, car, selon les sujets, ce régime ne doit constituer qu'une simple précaution hygiénique, la prévention de l'abus des boissons.

Chez d'autres, ce doit être un régime d'une réelle sévérité et dont la nécessité se marque par l'observation de la disparition de certaines hernies par l'amaigrissement.

On l'a vu pour certaines formes de hernies ombilicales.

Formule à employer.

Pour administrer l'iodure de potassium suivant l'indication que j'en ai donnée, je conseille de toujours employer une solution aqueuse sans addition de sirop :

Iodure de potassium, 10 grammes.
Eau, 150 grammes.

Une cuillerée à café chaque jour dans un peu de lait ou de bouillon.

L'action amaigrissante de l'iodure de potassium est très favorisée par les purgations fréquentes (une fois la semaine).

Celles-ci ont, du reste, l'avantage de faire bien tolérer l'iodure qui, on le sait, donne à petites doses, des accidents d'iodisme plus souvent qu'à doses élevées.

A cette dose et administré de la sorte l'iodure de potassium peut être continué plusieurs semaines et même plusieurs mois. Ce n'est qu'à cette condition qu'il sera efficace.

Si quelques sujets le supportent mal, il est rare qu'avec un peu de patience, en n'administrant d'abord que tous les deux ou trois jours on n'obtienne pas la tolérance.

J'insiste sur ce fait parce que l'iodure de potassium, à la condition de ne pas provoquer de toux, est un médicament de premier ordre non seulement pour faire maigrir, mais pour modifier les hernies volumineuses.

Soit qu'il agisse comme régulateur de la circulation, soit qu'il agisse comme modificateur des lésions congestives ou inflammatoires, soit qu'il agisse par l'amaigrissement direct des parties, on trouvera son action des plus précieuses dans le traitement palliatif des grosses hernies irréductibles ou non.

On ne saurait trop le répéter.

On conçoit aisément que l'on puisse multiplier beaucoup les prescriptions en vue d'un amaigrissement nécessaire, aussi ce chapitre ne saurait être complet à cet égard. Je n'ai indiqué que les moyens hygiéniques en quelque sorte.

Si on se trouve en présence de cas difficiles il faut apporter dans les prescriptions du régime d'amaigrissement une sévérité plus grande encore, en se souvenant :

Que la diète est le fond de tous les régimes utiles ;

Que les sudations, les purgations peuvent servir pour une action complémentaire ;

Que certains médicaments très puissants comme la thyroïdine demandent à être surveillés avec une grande prudence ;

Enfin que pour le hernieux surtout, la médication d'amaigrissement ne doit *jamais exclure l'exercice musculaire.*

Au médecin prudent de savoir graduer sa thérapeutique, d'en faire accepter la nécessité et de la mesurer sans arriver à une dépression du sujet qui deviendrait pire que la maladie.

J'ai eu de nombreuses occasions de montrer des sujets chez lesquelles cette méthode bien conduite avait mené au contraire à une amélioration frappante de l'état général et de la vigueur du sujet.

CHAPITRE V.

—

Hygiène intestinale du Hernieux.

La purgation chez le hernieux.

La thérapeutique proprement dite de la hernie doit avoir une action fondamentale dans la purgation.

Les anciens chirurgiens herniaires lui faisaient jouer un rôle considérable même dans la *cure définitive* de la hernie.

Nous devons y recourir au cours de nos opérations de cure radicale. Mais ce sera surtout dans l'hygiène du hernieux et dans la prévention des accidents herniaires que l'usage de la purgation devra être recommandé.

Purgation hygiénique.

Les troubles intestinaux dus à la présence d'une hernie, sont beaucoup plus fréquents qu'on ne le pense. En plus, ces troubles intestinaux, fréquemment accompagnés de distension intestinale, sont communément suivis d'une extension, d'une aggravation de la hernie. Il s'ensuit que parmi les soins habituels que le hernieux doit prendre pour tolérer sa hernie et pour en empêcher le développement, la purgation constitue une ressource précieuse.

Il n'y a pas lieu, sans doute, de l'exagérer jusqu'à déterminer une irritation intestinale. Mais il faut y recourir assez régulièrement pour mettre l'intestin en bonne condition de fonctionnement habituel.

Bien entendu, les sujets à profession active auront de cette hygiène une nécessité infiniment moindre que ceux qui ont une profession sédentaire ; et les conditions individuelles du fonctionnement de l'intestin doivent être prises en sage considération.

Le purgatif est l'ami du hernieux.

Il agit directement sur l'intestin qui est toujours le siège de troubles divers, il en régularise les fonctions et mécaniquement il le vide des produits qui ont tendance à y séjourner et à le distendre.

En outre, il a par une dérivation bien connue, une action décongestive qui retentit sur tout le poumon.

Or, on ne doit jamais oublier que le hernieux est plus sujet que tout autre aux accidents pulmonaires.

Il est tousseur parce qu'il est hernieux et il est hernieux parce qu'il est tousseur.

Le purgatif doit donc agir pour prévenir les complications intestinales aussi bien que pour prévenir les complications pulmonaires.

Purgatifs à prescrire.

La purgation du hernieux doit être raisonnée car si on indique simplement la nécessité d'une manière générale, le hernieux s'adressera aux purgatifs de petit volume, aux pilules et aux gouttes purgatives.

Or, les purgatifs drastiques doivent être proscrits parce qu'ils amènent une congestion intestinale suivie promptement d'une constipation secondaire, dangereuse pour le hernieux.

Le purgatif doit être aussi prescrit de façon à ne pas amener d'effort secondaire et intempestif sans quoi il serait plus nuisible qu'utile.

Les purgatifs salins paraissent de beaucoup les préférables. Il faut les réduire à leur plus simple expression, c'est-à-dire employer la somme de sel la plus petite possible.

Pour atteindre ce but, il faut recommander les eaux purgatives très concentrées à très petite dose (sans tisane secondaire). La tisane administrée après un purgatif a surtout son rôle après les purgations énergiques accidentelles déterminant une dérivation intestinale puissante.

On emploira aussi les substances très légèrement purgatives.

Le sel purgatif idéal, c'est le sulfate de soude,

parce qu'il est supporté en quelque sorte indéfiniment.

On peut le donner par doses de 10, de 15, de 20, de 25 grammes souvent répétées sans amener aucun inconvénient. J'ai même vu des sujets prendre cinq grammes seulement et les répéter continuellement.

Pour purger avec une petite dose, il ne faut diluer le sel que dans la quantité d'eau la plus petite possible et ne pas administrer de tisane après la purgation.

On peut employer les purgatifs très répétés, à la condition de ne pas élever les doses et de les varier.

Bien entendu, d'autres purgatifs sont très admissibles. L'huile de ricin, tous les thés purgatifs et nombre de purgatifs anodins, comme le cascara, pourront être tour à tour utilisés.

Comme il s'agit d'une action à renouveler fréquemment, il faut tenir un compte absolu des dispositions individuelles.

On sait que certains sujets sont purgés avec une substance qui n'a aucune action sur un autre ou qui n'a qu'une action inverse.

Un sujet est purgé régulièrement par une tasse de lait, par un verre d'eau froide à jeun, par une cuillerée de miel, par une écorce d'orange confite, etc.

Le médecin qui veut diriger utilement l'hygiène du hernieux ne doit négliger aucune de ces prédispositions qui lui permettent d'obtenir l'action nécessaire à peu de frais pour l'économie.

Il n'oubliera pas non plus qu'en cas de purgation obligatoire, le changement fréquent de la substance purgative est souvent nécessaire.

Lavement chez le hernieux.

Si la purgation périodique doit faire partie de l'hygiène du hernieux, le lavement peut au même titre lui rendre les plus grands services.

Chez beaucoup de hernieux, les difficultés de la défécation jouent un rôle capital dans les accidents, dans les complications de la hernie, dans son accroissement ou même seulement dans la gêne que détermine la difformité.

Toutes ces choses pourront être très atténuées par l'usage fréquent des lavements.

Le lavement a même sur la purgation, pour agir dans ce sens, un avantage considérable. Il peut être répété sans grand inconvénient. S'il est vrai que le sujet s'habitue au lavement au point de ne plus pouvoir s'en passer, au moins n'est-ce pas aux dépens de son économie et par suite de l'irritation des parties supérieures du tube digestif.

De fait, le lavement supprime chez beaucoup de sujets dont les matières deviennent très dures, les efforts de défécation.

Ceux-ci sont éminemment préjudiciables au hernieux et même souvent foncièrement dangereux.

Il doit les redouter bien plus qu'il ne doit redouter bien des efforts musculaires de travail ou de sport qu'il imagine être préjudiciables à sa hernie.

En outre, le lavement débarrasse les voies intestinales inférieures des gaz et des matières durcies qui les encombrent si fréquemment en y séjournant malgré des évacuations en apparence régulière ; et la détente du gros intestin en est la suite très favorable.

On ne sera donc pas surpris que l'habitude des lavements donnée à un hernieux qui est fort gêné par sa hernie puisse lui rendre très tolérable une situation qui devenait intolérable.

J'ai pu de la sorte, en dirigeant les habitudes de certains hernieux très gênés, leur faire accepter des purgatifs périodiques, des lavements fréquents et transformer réellement la vie de gens chez lesquels elle devenait très pénible.

On sera tout surpris comme les malades et les médecins l'ont été tant de fois de voir ces pratiques *rendre tolérables et efficaces des bandages* qui devenaient inutiles, douloureux et dangereux.

Je tiens à rappeler que les herniaires du XVIIIe siècle connaissaient admirablement l'efficacité des purgations et des lavements combinés. Ils en usaient à propos des accidents graves. Ils en usaient dans les conseils à donner aux hernieux pour faire supporter et garder efficacement les bandages.

Hygiène du hernieux hémorrhoïdaire.

Si le hernieux est un tousseur, comme je l'ai dit plus haut, il est aussi souvent un hémorrhoïdaire. J'ai insisté dans les préléminaires anatomiques sur la coïncidence des varices et des hernies précisément parce qu'il y a là des faits très importants pour les soins à donner aux hernieux.

A cet égard, les hémorrhoïdes ont des conséquences très particulières. Le sujet est dans un cercle vicieux :

Il est constipé. Son état s'aggrave de cette constipation à la fois en ce qui concerne sa hernie et ses hémorrhoïdes. Le malade et le médecin ont une grande tendance à négliger les hémorrhoïdes pour ne s'occuper que de la hernie. Cependant les deux faits pathologiques sont inséparables. Il faut surtout assurer les évacuations sans efforts. Il faut surveiller l'alimentation.

Il ne faut pas trop redouter les pertes de sang spontanées qui paraissent plutôt utiles à l'hémorrhoïdaire. Il ne faudrait pas à l'occasion manquer à les provoquer. Les anciens chirurgiens herniaires usaient beaucoup des évacuations sanguines chez leurs sujets congestifs, non seulement des saignées locales, mais des saignées générales, et obtenaient de cette intervention des résultats extrêmement favorables. Il ne faut pas l'oublier.

CHAPITRE VI.

—

Hygiène rénale et Hygiène des Diabétiques.

Troubles urinaires et diurétiques.

A propos des grands hernieux, des sujets à hernies volumineuses anciennes qui déterminent une véritable cachexie et qui sont si difficiles à la thérapeutique, j'appelle l'attention sur une condition négligée.

Dans ces cas, j'ai observé assez souvent un trouble de la sécrétion urinaire. L'urine était rare, la fonction rénale paraissait tout à fait médiocre.

Je ne sais s'il faut attribuer cette situation à une altération réflexe du parenchyme rénal, à un trouble purement congestif, à un état de cachexie analogue à celui qu'on trouve chez les athéromateux séniles de bonne heure.

J'ai trouvé chez ces grands hernieux un grand avantage à provoquer l'usage des eaux diurétiques (Evian, Vittel).

J'ai même, en certains cas, administré la teinture de digitale à petite dose avec un réel soulagement.

En tous cas, je crois que l'indication donnée par l'insuffisance rénale chez les grands hernieux ne doit jamais être négligée.

On remarquera qu'il y a là une incompatibilité apparente entre la suppression des boissons que j'ai indiquée comme utile pour l'amaigrissement et la nécessité de l'ingestion du liquide pour entretenir une fonction rénale qui pourrait devenir insuffisante. Mais ce fait je l'ai prévu. Dans la cure d'amaigrissement que je conseille au hernieux, je n'indique pas qu'il faille *supprimer la boisson*. Il faut seulement la supprimer au cours du repas, c'est-à-dire au moment de la digestion stomacale. Deux heures après le repas, on peut permettre et *conseiller* la boisson.

On remplace ainsi l'eau qui a manqué au cours du repas, mais on ne favorise pas l'engraissement.

Il y aura encore avantage à donner au hernieux le conseil que donne le professeur Debove, pour la cure d'amaigrissement, faire manger beaucoup de fruits:

Ceux-ci apportent dans l'économie de l'eau presque exclusivement, puis distendent l'estomac, satisfont au besoin de la faim, trompent en quelque sorte ce besoin excessif chez tant de gens, et par là diminuent la quantité des matières vraiment alimentaires qui seront ingérées.

Nous ajouterons en terminant, que ces fruits constituent une matière vivante, selon le professeur, d'un intérêt capital au point de vue des échanges nutritifs.

Hygiène du diabétique hernieux.

J'ai signalé ailleurs (1) ce fait que le diabète est commun chez les grands hernieux. Il est bien difficile de dire si la déchéance organique de ces sujets est réellement cause du diabète, ou si étant diabétiques par coïncidence, ils voient leur diabète aggravé par l'immobilisation relative qu'on leur fait subir. Mais il faut avoir l'attention attirée sur cette condition.

Il faut donc examiner avec soin l'urine de tous les hernieux en général, mais surtout l'urine des hernieux à grosse hernie et des obèses.

Le diabète constaté, il faut imposer au sujet l'*activité* musculaire.

Il faut tout naturellement surveiller le *régime*. Il faut enfin donner au bandage des soins particuliers pour éviter les *irritations locales* si dangereuses chez le diabétique.

Il faut enfin, plus que chez tout autre hernieux, surveiller l'application du bandage parce que la ressource de l'*opération doit être rejetée* d'une façon absolue.

Une fois seulement après avoir vu la glycosurie, j'ai fait la cure radicale. Mais il s'agissait d'un diabète passager et après avoir constaté sa disparition durant plusieurs semaines, je suis intervenu avec un

(1) Cure radicale des hernies, p. 621

très bon résultat. Chez un diabétique vrai, je n'interviendrais pas hors l'état d'étranglement.

Il est bien évident, *a priori*, que ces opérations de hernie étranglée chez le diabétique n'ont guère d'espoir de succès.

Mais en outre, mon expérience est que chez le diabétique la *marche des accidents de l'étranglement* est telle que l'on n'arrive pas toujours à l'opération. J'ai eu l'occasion, en ville, d'assister deux fois à l'agonie de diabétiques hernieux pour lesquels on n'avait pas tardé plus de vingt-quatre heures à appeler le chirurgien. (Voir chapitre du taxis, page 162.) Il n'y eut aucune possibilité de pratiquer l'opération.

L'hygiène est donc capitale pour le diabétique hernieux, car si elle est bien suivie, c'est la mort qu'elle évite dans un très grand nombre de cas.

Le médecin doit donc prévenir le diabétique, dans une certaine mesure, du danger spécial qu'il peut courir de façon à obtenir de lui qu'il ne se laisse envahir par aucun des accidents d'engorgement qui peuvent mener à l'étranglement.

Il doit, dès la première minute, employer toutes les ressources du taxis auquel nous faisons allusion plus loin. Il doit redoubler de soins pour tout ce qui concerne le traitement palliatif habituel de sa hernie et les soins du bandage. Les relations fréquentes avec son bandagiste seront sa sauvegarde.

J'ai vu survivre de longues années des diabétiques que j'ai suivis auxquels j'ai réduit à plusieurs reprises des hernies à accidents. Ils eussent certainement succombé sans les précautions dont ils ont été entourés par leur médecin, leur bandagiste et leurs proches en vue de leur condition spéciale.

J'ai vu la contre-partie se produire plusieurs fois, la mort sans phrases, c'est-à-dire sans secours possibles. Les sujets l'avaient due à des négligences grossières.

CHAPITRE VII.

—

Accidents, Petits Accidents et grands Accidents.

La hernie n'est pas une maladie, c'est une difformité, une simple déviation de l'état physiologique. Elle ne s'accompagne fatalement ni de grandes douleurs, ni d'accidents importants. Lorsque les accidents se présentent, ils peuvent être divisés en deux catégories bien distinctes *les petits accidents* et *les grands accidents*.

Les petits accidents ce sont ceux qui rendent la difformité pénible sans compromettre immédiatement la vie.

Les grands accidents ce sont ceux qui mettent la vie en danger à courte échéance, en apportant un obstacle absolu au fonctionnement de l'intestin.

PETITS ACCIDENTS

Les petits accidents sont nombreux. On peut donner cette appellation à tous les incidents douloureux qui viennent affliger le hernieux puisqu'en elle-même la hernie est une difformité indolore.

Augmentation de volume et tension herniaire.

Les hernieux rapportent souvent que leur hernie augmente parfois de volume sans qu'ils aient fait d'efforts et qu'à certains jours, à certaines époques, elles sont le siège de gonflements pénibles.

Il ne sagit pas, bien entendu, dans ces cas des résultats des efforts ou du travail, mais de variations en quelque sorte spontanées.

Le médecin n'accepte guère ces assertions et les attribue à l'imagination du malade, parce qu'il estime que la lésion anatomique est fixe. Elle peut être progressive, elle ne saurait être changeante.

Or, rien n'est plus vrai. Ces variations des hernies sont peut-être difficiles à expliquer, mais elles sont très réelles. Tous les hernieux savent qu'une hernie très habituellement supportable devient bien plus gênante à certains jours, malgré les mêmes conditions de protection.

Il peut s'agir de phénomènes de congestion. On peut dire que l'origine est rhumatismale, goutteuse ou arthritique.

On les observe souvent, en effet, en alternance avec d'autres états congestifs.

Peut-être appartiennent-ils aussi à la catégorie si mal connue des phénomènes réflexes.

Quoi qu'il en soit, il faut en être averti et surtout se bien garder de les nier.

On doit soulager ces malades.

En outre, la connaissance de ces faits nous montre que nous avons en thérapeutique une action réelle sur les hernies. Si elles sont spontanément le siège de modifications de volume et de tension, elles subiront des phénomènes analogues lors de l'emploi de certains moyens de thérapeutique.

De fait, en pareils cas, toute médication décongestionnante donne d'heureux résultats.

Purgations, révulsifs, médicaments vasculaires (iodure de potassium).

Exercices méthodiques, traitement par la position.

Ces états passagers, si on les traite d'une façon rationnelle, peuvent être abrégés et disparaître rapidement.

Ces accidents de tension de la hernie peuvent être les préliminaires d'accidents plus graves. Il faut y prêter attention et à l'occasion, il n'y a aucun inconvénient à les traiter avec quelque énergie.

Comme je l'ai dit plus haut, à propos des hémorrhoïdes, les herniaires du XVIIIe siècle qui connaissaient très bien ces propriétés des hernies n'hésitaient pas à leur appliquer de grands moyens et la *saignée* était pour eux chose commune. Elle répondait à des troubles du genre de ceux que nous rappelons et était destinée à prévenir les troubles plus graves qui peuvent suivre ceux-là.

En tous cas, ne soyons pas surpris par ces accidents. Ils sont réels et méritent toute notre sollicitude.

Irréductibilité temporaire.

Tandis qu'une hernie est d'essence réductible, il peut arriver qu'elle soit temporairement irréductible.

Il y a même des sujets chez lesquels le fait se produit assez souvent pour qu'ils le connaissent bien et s'en inquiètent fort peu.

Cela peut tenir à des causes diverses.

L'accident se produit le plus souvent à la suite d'un effort qui a forcé dans le sac une quantité de viscères plus grande que celle qui a coutume d'y descendre.

Mais il peut arriver aussi que le gonflement herniaire que nous venons de signaler soit la cause de la même irréductibilité passagère.

Nous indiquons plus loin le traitement ou plutôt les traitements à faire subir.

Irréductibilité définitive.

Enfin, il peut arriver que l'irréductibilité après avoir été temporaire devienne définitive pour une portion de la hernie.

Dans ces cas, une partie de la hernie ne rentrera plus jamais dans l'abdomen.

Il ne faut pas se dissimuler que ceci représente ordinairement la marche des accidents bénins vers les accidents graves et par conséquent le passage de la thérapeutique médicale et hygiénique des hernies à la thérapeutique chirurgicale ou opératoire.

Ce qui est plus curieux, c'est que l'irréductibilité de la hernie peut être *franche ou apparente.* Elle est alors facile à diagnostiquer, à reconnaître et on lui opposera les moyens nécessaires ou on la surveillera en connaissance du cas.

Mais l'irréductibilité peut ne se manifester par *aucun signe apparent.* Il semble que la hernie soit complètement et parfaitement réductible.

Cependant, une frange d'épiploon quelquefois même une frange de gros intestin est fixée au dedans du sac.

Ces cas mal connus doivent mettre en défiance.

Les hernies qui ont été souvent irréductibles et qui restent douloureuses, sont très suspectes de cette condition.

On doit la suspecter aussi toutes les fois qu'une hernie est intolérante au bandage sans qu'on puisse déterminer la cause de cette intolérance.

Il arrivera qu'en examinant attentivement un sujet on reconnaîtra cette condition qui d'abord avait échappé.

Douleur herniaire.

La hernie constitue une lésion essentiellement indolente, aussi faut-il considérer comme un accident de la hernie, l'invasion de la douleur.

Il faut alors toujours en rechercher les causes, car il peut être urgent d'y remédier.

La douleur résulte souvent des états congestifs auxquels je faisais allusion.

Elle résulte aussi de poussées inflammatoires qui aboutissent à la formation des adhérences.

La douleur résulte du traumatisme intra-herniaire.

Elle peut représenter l'intervention d'un effort intempestif.

Elle résulte de l'engorgement exagéré des parties.

On la voit au début de l'inflammation et de l'étranglement.

J'ai vu la douleur herniaire devenir signe initial et unique d'un appendicite concomittante qu'aucun autre phénomène n'avait révélé.

La douleur peut encore dépendre de certaines circonstances extérieures à la hernie et sur lesquelles nous insistons plus loin.

Mais elle peut être essentielle en quelque sorte.

Il y a des sujets, rares du reste, qui n'ont aucune complication apparente qui, dès le début de l'apparition de la hernie, souffrent et souffrent sans relâche peu ou beaucoup. Leur douleur est habituellement exagérée par le port des bandages ou du moins ils ne subissent de ce port du bandage qu'un soulagement médiocre.

Dans ces cas, la douleur n'a qu'un traitement, c'est l'opération de la cure radicale, car le temps ne peut que l'aggraver ; et les conditions de l'opération deviendront plus graves à la longue.

Douleurs testiculaires avec ou sans varicocèle.

On trouve quelquefois comme accident de la hernie des douleurs manifestes *au niveau du testicule.*

On peut les expliquer de façons diverses et y remédier suivant les causes.

Il est assez banal de voir un bandage comprimer le cordon et déterminer ces douleurs.

Le traitement est facile à concevoir. Pour mieux dire, il faut essayer de ménager le cordon et, si faire ne se peut, il n'y qu'à supprimer la hernie, c'est-à-dire à faire l'opération de la cure radicale.

On voit souvent un varicocèle plus ou moins volumineux et plus ou moins sensible.

En ce cas, c'est le varicocèle qu'il faudra traiter en même temps que la hernie depuis le simple suspensoir jusqu'à l'opération.

Remarquons que cette nécessité du suspensoir est parmi les hernieux chose fréquente.

Elle est si fréquente que l'application régulière de bien des bandages nécessite le suspensoir. On le conçoit bien aisément puisque les bourses distendues par la hernie restent vides et pendantes quand celle-ci est bien rentrée, La condition du varicocèle est donc aggravée par le succès du traitement de la hernie. Il n'a plus de soutien.

Douleurs et coliques.

Les douleurs peuvent être extérieures et éloignées de la hernie qui les cause néanmoins. Telles sont les coliques.

La colique vraie, la douleur intestinale n'est pas rare chez le hernieux, bien que les auteurs ne s'en occupent qu'en cas d'obstruction intestinale.

Elle n'implique pas du tout et nécessairement la constriction de l'anneau herniaire.

Certains hernieux sont pris de temps en temps et brusquement de coliques plus ou moins vives.

Cette colique se présente sous trois formes distinctes.

Elle peut s'accompagner de diarrhée.

Il y a là une cause d'irritation qui échappe, mais qui est bien réellement la résultante de la hernie. J'ai vu des malades, très sujets à cet accident, chez lesquels l'accident ne se reproduisit plus jamais après une cure radicale.

Dans d'autres cas, la colique est accompagnée de constipation, et on peut dire que la constipation détermine une gêne de circulation intestinale chez un sujet chez lequel cette circulation s'accomplit déjà dans des conditions défavorables. Il y aurait là une obstruction très atténuée.

Ces cas seraient avant tout justiciables d'une purgation immédiate et de la purgation périodique que nous recommandons avec tant de libéralité.

Une troisième forme de coliques s'accompagne d'une production de gaz considérable.

Pour mieux dire, il y a une sorte de gêne, d'arrêt temporaire dans l'expulsion des gaz et tout à coup cette expulsion se produit avec un soulagement précédé de douleurs qui durent quelquefois fort longtemps.

Cette forme de coliques est certainement celle qui doit le plus faire redouter l'obstruction intestinale. C'est celle qui en présente les caractères les plus rapprochés.

Elle doit appeler toute l'attention du chirurgien.

Chose singulière, si elle est très peu connue du chirurgien qui la néglige d'ordinaire, elle est le plus souvent très bien connue du sujet. Celui-ci non seulement a conscience de ces distensions gazeuses, mais sait quels sont les aliments ou les causes diverses qui les provoquent.

Douleurs de reins.

C'est encore un mode de douleurs très propres à la hernie que les douleurs de reins.

Ici, il peut être fort difficile de bien distinguer pour un bon diagnostic. Beaucoup de hernieux sont des gens de médiocre activité qui ont droit à toutes les formes des douleurs de reins.

Mais il est parfaitement certain que les douleurs de reins propres à la hernie sont une réalité.

Ces douleurs sont surtout remarquables chez des sujets ayant des hernies de gros volume. On les voit très accentuées en cas de grosses hernies ombilicales.

Mais même avec des hernies de moindre volume, avec des hernies que l'on maintient bien réduites avec bandage, on observe la douleur de reins propre à la hernie.

On la voit quelquefois survenir au moindre effort.

Après l'opération, cette douleur disparaît pour ne plus reparaître.

Cette douleur appartient, sans doute, aux troubles réflexes. Mais elle appartient certainement aussi aux tractions exercées sur les intestins, sur le mésentère, *par l'épiploon engagé.* Elle est la résultante de la chute dans le sac des viscères congestionnés et alourdis. En tous cas, sa réalité n'est pas contestable.

Névropathie herniaire.

On pourrait presque ranger cette névropathie parmi les grands accidents, parce qu'elle a quelquefois des conséquences graves.

Il ne faut pas rejeter d'emblée les assertions des gens qui nous affirment que depuis qu'ils ont une hernie ils souffrent sans relâche ; la vie devient insupportable ; la santé générale s'altère ; ils maigrissent et deviennent d'une excitabilité extraordinaire.

J'ai trouvé chez des sujets semblables tous les témoignages d'une extrême irritabilité, et en particulier une exagération très notable des réflexes rotuliens.

On peut voir là des phénomènes d'hystérie, de suggestion, les interpréter comme on voudra. Ils n'en sont pas moins réels.

Le remède le plus simple est sans contredit l'opération de la cure radicale. J'ai opéré de semblables névropathes que j'ai revus après des années et que l'opération avait absolument transformés. Ils n'étaient plus reconnaissables.

Mais on trouve aussi de ces sujets qui ont toutes les phobies y compris celle de l'opération

Ce sont alors des malades très difficiles à soigner. Ils supportent mal leurs bandages, il faut beaucoup tâtonner pour obtenir le degré de pression suffisante sans le dépasser. Il faut diriger la médication générale contre le système nerveux.

On obtient des résultats à force de patience. Il ne faut jamais rien négliger.

Toutefois, certains sujets ne pourront être touchés.

On a vu chez quelques-uns le désespoir les poussant au suicide. Cela ne paraît pas tenir seulement au sentiment de honte que beaucoup de gens attachent à l'existence de la hernie. Cela paraît tenir à un malaise spécial analogue à celui de certains sujets atteints de lésions des organes génitaux.

Peut-être le voisinage de ces organes génitaux est-il pour quelque chose dans l'éclosion de ces accidents? Ils sont à coup sûr plus communs chez les sujets à ectopie concomitante, ou à testicule mobile et remontant.

En tous cas, ils méritent toute l'attention des chirurgiens herniaires.

Les formes très graves sont certainement rares; mais les formes atténuées le sont beaucoup moins. Les médecins ont beaucoup trop de tendance à les attribuer aux exagérations du sujet, à une douilletterie particulière. On ne nie la réalité de faits semblables que parce qu'on les ignore.

Constipation et diarrhée.

Je joins ces deux manifestations que l'on trouve également chez les hernieux et probablement au même titre.

Sans doute la constipation est plus redoutable, parce que défaut de circulation accidentel, elle peut être le prélude de l'obstruction intestinale qui constitue l'arrêt de circulation définitif. Mais elle dépend, comme la diarrhée aussi, d'un phénomène commun d'irritation, de la déviation de la sécrétion glandulaire.

Or, ces deux phénomènes dépendent bien de la hernie comme troubles réflexes, ou d'irritation mécanique et directe.

J'ai vu nombre de fois les accidents *disparaître absolument* après l'opération de la cure radicale.

Pour la constipation on peut supposer que la suppression de l'arrêt mécanique a suffi ; mais je l'ai observée tout aussi bien pour la diarrhée. J'ai revu après plusieurs années un sujet qui avait eu antérieurement à l'opération des diarrhées continuelles. Depuis l'opération de la cure radicale, ses fonctions étaient devenues d'une régularité parfaite.

Or, avec l'application bien régulière du bandage, on observe, en beaucoup moins parfait, les mêmes résultats.

J'ai vu des sujets qui, négligeant leur bandage ou en portant un mauvais, avaient constamment de ces troubles intestinaux. Avec le bandage bien régulièrement appliqué, ils en étaient presque exempts.

La constipation est naturellement plus fâcheuse, à cause des efforts qu'elle entraîne.

Elle mérite une médication purgative très attentive. (Voir le chapitre V, page 121.)

Mais la diarrhée la mérite aussi souvent, car elle témoigne d'une intoxication intestinale trop facile.

On tiendra aussi grand compte de la question du froid.

Soit que la hernie prédispose à l'éclosion des accidents de rhumatisme intestinal, soit qu'elle soit plus commune, comme on l'a affirmé chez les sujets arthritiques, j'ai vu communément les hernieux très sensibles à l'action du froid qui amène les troubles intestinaux, sur lesquels j'attire l'attention.

La Toux.

Les efforts de toutes sortes peuvent être considérés comme les origines d'une part des accidents. Toutefois et en dehors des efforts très violents, c'est la toux qui peut être considérée comme la complication terrible pour le hernieux.

Mécaniquement, elle aggrave tant la position du hernieux qu'il y a lieu de la considérer comme complication importante et de diriger contre elle toute médication possible pour arriver jusqu'à la hernie indirectement pour son traitement palliatif.

Pour beaucoup de hernieux, la vie serait tolérable sans la toux.

La toux met le sujet dans une position telle, que, en cas de certaines maladies du poumon qui devraient contre-indiquer l'opération, on est amené à faire la cure radicale pour assurer l'avenir d'un sujet destiné à toujours tousser. Tels sont certains cas d'emphysème. J'ai opéré des sujets parce qu'ils étaient atteints de la fièvre des foins.

On redoute les efforts du travail, les efforts des sports pour un hernieux.

On a tort, ils en retirent des avantages qui compensent les inconvénients.

L'effort de la toux est toujours désavantageux et dangereux au premier chef.

Thérapeutique des petits accidents.

La thérapeutique des petits accidents du hernieux est naturellement très variable. Elle doit s'adresser à l'état général et à la constitution du sujet.

Elle doit emprunter tout ce qu'elle peut à la médication purgative sur laquelle nous aurons à insister plus loin.

On peut tirer d'excellents effets du régime alimentaire auquel on ne s'attache pas assez souvent.

Il faut surtout, à propos du régime, ne pas considérer le hernieux comme un sujet qui, affaibli par la maladie, a besoin de toniques carnés et alcooliques. *C'est un congestif.* La viande et l'alcool ne lui valent rien.

Les hernieux qui ne travaillent pas souffrent plus que les hernieux qui font de l'exercice, qui travaillent beaucoup et qui, par nécessité, ne peuvent abuser de la nourriture.

Nous avons déjà indiqué en parlant de l'hygiène que le hernieux ne doit pas abuser de la nourriture. On sait de notre temps que les excès de nourriture qui mènent à l'infection intestinale sont beaucoup plus à redouter que la prétendue anémie. Le hernieux a besoin d'un régime particulièrement sévère, parce que ses intestins ont tendance à la distension et à une circulation médiocre.

Contre les excès alimentaires, il se défend plus mal que le sujet plus régulièrement constitué.

Il faut encore ne pas oublier que le hernieux est susceptible de manifestations douloureuses qui traduisent un système nerveux exaspéré, une sensibilité excessive et qui sont justiciables de tous les soins que l'on donne aux névropathes. Il semble même que pour beaucoup de ceux-là leur névropathie disparait singulièrement par la disparition de la hernie. Mais chez les sujets qui ne peuvent être opérés, il ne faut pas oublier cet état névropathique et ses manifestations encore inexpliquées.

La thérapeutique médicale doit donc être suivie avec régularité. On combinera l'usage des calmants et des médicaments du système nerveux à l'action de la médication palliative, à l'application des bandages sur laquelle nous avons insisté.

En outre, par une intervention immédiate bien mesurée, nous pouvons diriger en quelque sorte et pour quelque temps la circulation du hernieux. Je recommande plus loin les moyens de décongestion rapide qui peuvent jouer le rôle le plus heureux dans une thérapeutique herniaire bien dirigée pour les petits comme pour les grands accidents.

CHAPITRE VIII.

—

Accidents graves de la Hernie
Indications opératoires.

Quand la hernie reste tout à fait irréductible avec douleurs plus ou moins marquées avec vomissements, on dit qu'il y a :

Etranglement.
Engorgement.
Ou *péritonite herniaire.*

La différentiation de ces états a prodigieusement occupé les chirurgiens du siècle dernier.

En leur temps, ces distinctions pouvaient avoir une importance capitale en pratique pour déterminer ce qui devait guérir sans une intervention opératoire dangereuse.

L'engouement devait pouvoir se *résoudre* et on estimait que l'intervention au cours de la péritonite herniaire *aggravait* plutôt la situation du sujet, tandis que cette péritonite *guérissait* par les moyens anti-phlogistiques.

Aujourd'hui, ces discussions ne conservent guère

qu'un intérêt théorique et historique parce qu'au point de vue de la pratique nous avons le devoir d'affirmer que, quelle que soit l'origine de l'arrêt des fonctions intestinales, lors de l'*irréductibilité* herniaire l'*opération* est le devoir du chirurgien.

Quelle que soit l'origine de l'interruption de fonction, c'est l'ouverture large qui, seule, peut efficacement rétablir cette fonction. La péritonite même ne peut être modifiée que favorablement par une *laparotomie antiseptique*.

Aussi, quand le diagnostic de la constriction primitive ou secondaire est bien établi il faut intervenir.

Du moment que l'irréductibilité s'accompagne du trouble de la fonction intestinale, l'opération devient une nécessité.

S'il y a des exceptions à cette règle, elles ne peuvent résulter que du doute relatif à l'intensité de la constriction ou de certaines conditions heureusement très rares qui, faisant l'opération d'une gravité extraordinaire, amènent à des attermoiements fâcheux en principe, mais auxquels certains états pathologiques condamnent toujours la chirurgie.

Constriction herniaire et étranglement.

En nombre de circonstances, on peut d'emblée faire un diagnostic d'étranglement et déterminer promptement que les parties contenues dans une hernie sont tellement serrées que rien ne permettra de les réduire et même que tout essai de réduction est coupable parce qu'il est dangereux.

Il y a d'autres cas dans lesquels on voit, au contraire, au premier abord qu'il existe une constriction sérieuse, mais qu'il y a beaucoup de chances pour que des essais de réduction soient heureux et cela sans inconvénient.

Mais, même en l'absence de phénomènes fonctionnels graves, il est impossible de déterminer par des signes objectifs et d'*une façon absolue*, la limite entre les deux états suivants :

Constriction des parties contenues qui sont momentanément irréductibles ou plutôt difficilement réductibles ;

Etranglement vrai, c'est-à-dire condition dans laquelle la réduction est impossible.

Ces deux états se succèdent du reste plus ou moins rapidement.

La confusion qui en résulte fait admettre par les médecins qu'il y a toute une médication qui fait céder l'*étranglement*.

De là nombreux essais de réduction pour l'étranglement.

C'est une doctrine dangereuse, car lorsque l'étranglement se présente avec ses symptômes vrais, il n'y *a aucune médication* qui *soit* susceptible d'influer sur lui, ni en topiques externes, ni en médicaments internes. Quand on vient à opérer, la simple vue des parties étranglées vous fait bien concevoir la vanité des prétentions de ceux qui affirment la possibilité de modifier l'*étranglement* par une médication.

Lorsque les difficultés de réduction peuvent être vaincues par une médication, c'est qu'il y a *seulement* une menace d'étranglement. C'est alors seulement que : la morphine, le café, le tabac, le froid, par exemple, peuvent amener une détente susceptible de favoriser cette réduction.

Toutes les fois que les accidents francs de l'étranglement se montrent avec *les vomissements rapides, la douleur locale variable, la tension très marquée*, il ne faut pas s'attarder à une médication dangereuse par ce seul fait qu'elle retarde une intervention nécessaire et *promptement nécessaire*.

Mais si l'indolence, le défaut des vomissements ou leur disparition permet de soupçonner que l'étranglement n'est pas réel, on peut tenter les moyens que l'on a préconisés soi-disant contre l'étranglement.

Les médicaments que nous avons indiqués plus haut, morphine, café, tabac, peuvent rendre des services.

Il faut être *très prudent avec la morphine* et se rappeler qu'elle présente le grand inconvénient de *masquer* les accidents.

Si la piqûre de morphine n'est suivie immédiatement que de la suppression des vomissements et surtout des douleurs *sans réduction et sans évacuation*, il ne faut *jamais* se fier à l'amélioration apparente qu'elle donne.

Plus simple, plus efficace et plus faciles à manœuvrer sont les moyens suivants pour combattre l'irréductibilité et le *pseudo-étranglement*.

Réduction par le purgatif.

Pour une hernie serrée et irréductible, il peut arriver que l'on échoue absolument en provoquant une réduction par un acte extérieur (taxis), tandis que l'on réussit à provoquer cette réduction par un acte intérieur ou intra-abdominal (purgation).

J'ai fait bien souvent rentrer une hernie dont l'irréductibilité était très menaçante, en donnant un purgatif.

L'efficacité de ce moyen résulte d'actions assez complexes, mais il est probable que l'une des principales réside dans les contractions même de l'intestin qui, directement, attire dans le ventre le segment intestinal qui était dans la hernie.

Or, tout ce qui tire directement en dedans a une action bien plus efficace, bien plus puissante que ce qui pousse du dehors.

Il y a une foule de circonstances dans l'étude de la physiologie intra-abdominale qui nous en donne la preuve :

On a cette preuve bien nette au cours des laparotomies toutes les fois qu'on est amené à faire une traction directe sur un organe.

Lors des fixations intra-abdominales d'un organe

quelconque, on constate toujours que l'organe si difficile à refouler à sa place par des pressions extérieures est attiré en cette place le plus facilement du monde par les moindres tractions venues du dedans (foie, rein, utérus, intestin).

Il ne faut donc pas hésiter à employer la purgation dans ce but de réduction herniaire, malgré le préjugé qui veut que l'on s'abstienne de purgation toutes les fois que l'obstruction intestinale menace.

C'est un préjugé sans valeur, dont tous ceux qui pratiquent couramment les laparotomies devraient savoir aujourd'hui toute la vanité : la purgation, lorsque la nécessité de la laparotomie se produit, n'aggrave pas la situation.

Réduction par le lavement.

Le lavement est encore un mode très précieux pour provoquer la réduction d'une hernie.

Son action aussi est complexe.

Mécaniquement, il peut amener l'expulsion de matières et de gaz encombrant l'extrémité inférieure de l'intestin. Mais il agit à coup sûr en provoquant directement des contractions intestinales et le résultat de cette excitation est aussi d'amener des tractions plus ou moins directes sur l'extrémité inférieure de l'intestin.

J'ai vu, bien des fois, chez des sujets à hernie irréductible, un lavement simple ou purgatif être suivi de la réduction spontanée de la hernie.

J'ai vu aussi que des hernies résistant absolument à tout essai de taxis, devenaient aisément réductibles après l'administration du lavement suivi ou non d'évacuations.

Réduction par le refroidissement local, glace, éther.

Le refroidissement, qui amène une contraction rapide des tissus, peut jouer un rôle très favorable dans la réduction d'une hernie serrée modérément. Les parties se ratatinent, se rétractent et la réduction peut se faire spontanément ou sous une poussée de taxis léger.

Aussi, depuis des temps reculés, on refroidit la hernie pour amener ce résultat. Les compresses froides ont été employées. Mais surtout on a eu recours à la glace, laissée en permanence au siège d'une hernie irréductible.

Le moyen est quelquefois efficace. Mais il ne laisse pas de pouvoir être dangereux, et il faut rester un peu en défiance vis-à-vis de la glace qui ne donne son résultat qu'après un séjour assez prolongé. Au cours de ce long séjour, la vitalité des parties peut subir un affaiblissement fâcheux.

Il y a un moyen de refroidissement qui a le double avantage d'être plus rapide, par conséquent plus effectif et par sa courte durée, moins pernicieux pour la vitalité des parties profondes : c'est le *refroidissement par l'évaporation de l'éther.*

Pour l'obtenir, il y a deux manières de procéder.

On peut avoir un pulvérisateur, celui dont on se servait beaucoup autrefois, dit pulvérisateur de Richardson et pulvériser de l'éther sulfurique sur la région herniaire.

Il y a un autre procédé plus facile encore à réaliser.

On place sur la région quelques flocons de coton. On verse sur ceux-ci de l'éther sulfurique, et on en active l'évaporation avec un soufflet.

Dans quelques cas heureux, l'action du refroidissement très rapide ainsi obtenu flétrit la région. On voit qu'elle a une tendance à se ramollir et à s'affaisser et en faisant quelques tentatives prudentes de taxis, on fait rentrer une hernie qui refusait un instant auparavant de rentrer.

Il faut, bien entendu, être très prudent dans l'emploi d'un semblable moyen et ne l'appliquer qu'à des cas assez récents pour que l'on ait l'assurance qu'il n'existe pas d'altération grave de l'intestin.

Etranglement suspect autrefois et aujourd'hui.

Les déterminations pratiques et thérapeutiques ont prodigieusement changé depuis quelques années.

Autrefois, dans le cas de doute dans le cas de ce que l'on croyait l'étranglement guérissable, toutes les fois qu'il y avait hésitation, il fallait accorder au sujet le *bénéfice de ce doute* pour *éviter* une opération meurtrière.

Il était évident qu'ainsi on manquait à opérer à temps une certaine proportion des cas d'étranglement et la mort s'ensuivait sans intervention ou après une intervention tardive.

Mais cela valait mieux que d'infliger une opération si meurtrière à des sujets qui n'étaient réellement pas atteints d'étranglement et chez lesquels l'absence d'intervention laissait subsister de nombreuses chances de guérisons.

Aujourd'hui, la situation est absolument inverse. L'opération est, par elle-même si bénigne, tandis que l'étranglement est absolument grave, qu'il faut accorder le *bénéfice de l'opération* aux cas suspects d'étranglement.

Il vaudrait mieux s'exposer à faire quelques opérations *non indispensables* que de s'exposer à laisser subsister quelques cas d'*étranglement difficiles* à reconnaître.

En ce cas même, la conscience de l'opérateur peut être d'autant mieux en repos qu'il est assuré qu'il a tout de même rendu un immense service à l'opéré.

En effet, si la hernie n'exigeait pas à l'instant une opération immédiate, il n'en est pas moins exact qu'une hernie qui a causé des accidents graves est une lésion à *supprimer*.

L'accident n'aura fait qu'amener à prendre d'urgence, pour cette hernie, une détermination heureuse pour laquelle sans cette circonstance on eut hésité pour bien des raisons.

Il n'y a donc aucun doute sur la conduite que doit tenir le chirurgien vis-à-vis des cas *suspects*.

Cette dernière observation rend très simple la formule de l'intervention chirurgicale dans le cas d'étranglement.

Elle revient à dire :

« Toutes les fois que l'étranglement herniaire est diagnostiqué, toutes les fois même que sans être absolument certain, le diagnostic est assez probable, l'intervention s'impose et elle s'impose immédiatement. »

L'opération de la kelotomie sera faite sans retard. Si elle est jugée nécessaire, tout retard serait préjudiciable.

J'ajoute même que cette intervention doit perdre les caractères de discrétion, de défiance qu'elle pouvait avoir antérieurement.

Elle doit être faite par des voies *largement ouvertes*, comme doit être faite aussi l'opération de la cure radicale qui mérite un jour large, un champ irréprochable pour l'action du chirurgien.

Nous sommes en mesure de bien mieux reconnaître l'état de l'intestin et des parties avoisinantes.

Nous devons donc agir dans de bien meilleures conditions et éviter avec assurance certains accidents qui pouvaient venir compliquer une intervention.

Celle-ci est devenue d'une certitude et d'une sécurité telle qu'elle n'a plus aucune comparaison à subir avec les procédés autrefois suivis. Le danger qu'elle représente est tout entier dans les retards qu'elle peut avoir subis pendant le développement des accidents propres à l'étranglement.

Sujets chez lesquels il ne faut pas faire de tentatives de réduction, mais opérer immédiatement.

Cette dernière proposition est tellement exacte que l'on doit affirmer qu'à certains sujets même en cas douteux, il ne faut *jamais faire de tentatives de réduction.*

D'abord, pour certaines hernies complexes, pour certaines hernies tendues, pour certaines régions (crurale et ombilicale), dans lesquelles un sac mince ne donne pas de protection, le moindre effort du taxis est plus dangereux que l'action sanglante de l'opération.

En outre, il y a des hernies graves pour lesquelles les accidents se multiplient, l'irréductibilité habituelle se complique d'accidents d'obstructions fréquents et passagers. Chacun des accidents nouveaux est un pas fait vers les complications mortelles.

Il n'y a, si les accidents actuels ont été ainsi précédés de *plusieurs crises*, qu'une conduite chirurgicale, c'est l'intervention immédiate sans aucun essai de réduction.

Il faudrait à ce moment *considérer le succès de la réduction comme un malheur pour le patient.*

Cas dans lequel on doit s'abstenir des opérations.

Si l'on excepte les vieillards d'une extrême faiblesse, il n'y a guère qu'une circonstance dans laquelle le chirurgien doit éviter une opération aussi complètement que faire se peut, c'est le cas de diabète.

Si le diabétique résiste au choc opératoire, il ne résistera guère aux gangrènes secondaires des parois incisées. Les chances de guérison par une opération sont réduites à un *minimum* infime.

Il faut donc, chez lui, n'opérer que s'il est bien démontré qu'il n'y a aucun doute sur l'étranglement vrai. Il faut épuiser pour lui toutes les conditions qui paraissent permettre la réduction d'une hernie rebelle.

J'ai eu ainsi la bonne fortune de prolonger de plusieurs années l'existence de diabétiques qui eussent très certainement péri lors de l'opération très importante que l'on croyait d'abord devoir être indispensable.

Le chirurgien prévenu de la condition particulière de ces sujets, leur doit une surveillance spéciale.

Chez ces sujets, la surveillance de l'hygiène, du port du bandage, les petits moyens de protection et de défense que nous avons énumérés, peuvent valoir plusieurs années de vie et de préservation de tout accident.

***

En dehors de ces cas d'abstention constante que je viens de citer il y a des cas d'abstention aussi nécessaire mais pour lesquels l'espèce est plus difficile a préciser ce sont ces gens d'une faiblesse extrême, déprimés par quelque maladie chronique, des cardiaques, des gens que diverses infirmités jointes au supplice de hernies volumineuses a jetés dans une déchéance complète.

Des emphysemateux, des poussifs qui ne supportent aucune impression violente.

Chez eux, il faut tout faire pour économiser l'opération avec ou sans anesthésie.

Il est très important de ne pas se laisser tromper par la gravité apparente du manque d'action intestinale.

Dans ces cas, l'intervention c'est la mort habituelle ; et, si il ne s'agit pas d'étranglement vrai, la guérison, par quelqu'un des moyens que nous avons indiqués est facile.

Le jugement demande de la part du chirurgien une expérience consommée du traitement des hernieux. Je ne puis ici qu'indiquer la nécessité de cette expérience et l'utilité de mettre en garde contre les impatiences trop commune de ceux qui se fient, sans preuves, à l'innocuité générale des opérations de ce genre.

CHAPITRE IX.

Le Taxis. — Indications pratiques.

On donne le nom de taxis à l'ensemble des manœuvres qui permettent de réintégrer dans la cavité abdominale les parties qui en sont sorties.

Le taxis doit être fait :

Soit sur des parties sorties normalement en quelque sorte et qui ont chance de *rentrer aisément.*

Soit sur des parties qui sont sorties dans des conditions telles qu'elles n'auront *pas de très bonnes* chances de rentrer.

Soit sur des parties qui sont forcées au dehors, à travers les anneaux et de telle sorte qu'on dit *qu'elles sont étranglées.*

Cette appellation n'est exacte qu'en partie.

On divisait autrefois volontiers les manœuvres du taxis en trois formes qui répondent à ces nécessités différentes :

Taxis *simple* qui s'applique à des hernies aisément réductibles.

Taxis *modéré* et soutenu qui s'applique aux hernies engouées et même à certaines formes, que l'on dit étranglées.

Enfin, taxis *forcé* qui était admis autrefois comme applicable à certaines hernies petites étranglées depuis peu et que l'on soupçonnait assez résistantes pour subir, sans effraction nuisible, des pressions d'une extrême énergie.

A l'époque à laquelle l'opération de la hernie étranglée était une cause de mort presque fatale, le taxis pour la hernie étranglée pouvait avoir des formes qui doivent être oubliées aujourd'hui. En effet, les formes *violentes* du taxis seraient aujourd'hui *plus dangereuses* que l'opération de la kélotomie pour étranglement. Aussi, est-il d'importance capitale de bien marquer que le *taxis doit être modéré, non douloureux ou ne pas être.*

⁂

Le taxis vise la réintroduction dans l'abdomen de toutes les parties qui en ont abandonné la cavité.

Pour les herniaires du XVIIIe siècle et même encore pour bien des chirurgiens, il viserait le retour dans l'abdomen du *sac* lui-même.

Or, en ce qui concerne la rentrée du sac pour la *hernie inguinale* comme pour la *hernie ombilicale,* il faut la considérer comme impossible malgré les affirmations de certains auteurs. La dissection montre bien que pour la hernie inguinale, en particulier, la fixation habituelle du sac aux éléments du cordon rend cette réintroduction impossible.

A une époque de l'évolution de la *hernie crurale* et de la hernie épigastrique, cette réduction du sac suivant la réduction des parties contenues peut être obtenue dans une certaine mesure. Dans ces cas, il ne faut pas la négliger au moment de l'application des bandages.

Enfin, le taxis peut être incomplet, en ce sens, que la réduction peut ne porter que sur une portion des parties contenues dans la hernie. Pour cause d'adhérences, par exemple, elle reste fatalement incomplète.

Dans ces cas, le taxis peut être néanmoins nécessaire et méthodique, soit qu'il soit exécuté par le malade, soit qu'il soit exécuté par le médecin

Réductibilité et taxis.

La pratique du taxis est capitale pour le hernieux puisqu'il doit être fait par le malade chaque jour, par le médecin, par le bandagiste et même par tous ceux qui, accidentellement, peuvent être appelés à lui porter secours.

Le taxis n'aurait probablement jamais d'inconvénient ni d'accidents, si celui qui le pratique se souvenait toujours que le taxis doit *soulager, jamais faire souffrir.*

Tout taxis pratiqué en dehors de cette formule est dangereux *même s'il réussit.*

La réduction des viscères qu'il poursuit peut être inutile ou dangereuse.

La douleur est le meilleur guide que l'on puisse suivre pour ne pas se tromper.

Le taxis en son essence est l'ensemble des pressions qui, dans certaines conditions, amène la rentrée dans l'enceinte abdominale des viscères qui en étaient sortis.

Cette manœuvre varie naturellement beaucoup avec la variété de la hernie.

On dit avec juste raison que l'opérateur doit viser à faire *rebrousser* chemin aux parties herniées pour leur faire suivre exactement au retour le chemin par lequel elles étaient descendues.

La rentrée des viscères peut habituellement se faire quelle que soit la position de l'individu.

Les nécessités et les habitudes amènent à faire le taxis même dans la position *debout*.

Mais c'est une *mauvaise condition*.

La position horizontale est tellement favorable à la rentrée de la hernie que l'on peut dire qu'il est inutile de chercher à rentrer une hernie sans cette position.

La position horizontale donne une situation déclive, favorable pour la rentrée des viscères.

Elle seule donne aussi un relâchement assez parfait des parois musculaires pour favoriser ce retour.

Mais il y a mieux encore. La position *inclinée en arrière* avec toutes ses variétés jusqu'à l'inversion totale du corps, apporte les meilleures ressources pour favoriser le taxis.

Même pour faire un bon taxis dans les cas difficiles, il y a lieu de soumettre, au préalable, le sujet à cette *situation préparatoire* pendant une période variable, suivant les cas.

Le taxis peut être favorisé aussi par le *grand bain*.

Il peut être favorisé par le *purgatif* comme nous l'avons vu.

Dans tous les cas, il faut avoir soin de *faire uriner* le sujet, ce qui rend les pressions sur l'abdomen bien plus faciles et moins pénibles.

Sans donner un purgatif, ce qui demande beaucoup de temps, on peut toujours faire donner *un lavement* un peu abondant ou même un lavement purgatif.

Le taxis peut être et doit être habituellement un acte très simple ; il peut devenir une des manœuvres les plus délicates de la thérapeutique chirurgicale.

Le taxis est essentiellement constitué par les manœuvres de pressions exécutées sur le sac par la *main droite*, tandis que la *main gauche soutient* le collet, la partie rétrécie de la hernie.

De cette façon, la main droite chasse entre les doigts de la main gauche, les parties contenues dans la hernie.

Celles-ci sont naturellement dirigées vers le collet par lequel elles sont sorties.

La pression exercée par les doigts du chirurgien doit être modérée, mais continue.

Pour qu'elle s'exerce régulièrement avec une certaine puissance, il faut que le sujet et la hernie qu'il porte ne puissent pas fuir sous la main. Pour cela, il faut que le sujet soit placé sur un plan assez résistant.

On doit le mettre sur un lit plutôt dur et bien à la portée du chirurgien qui ne doit pas avoir à se courber pour soutenir sa pression. Les anciens chirurgiens herniaires attachaient tant d'importance à cette condition qu'ils avaient des *tables spéciales* pour la réduction des hernies.

Sur cette table, non seulement le sujet doit être couché mais il doit avoir la *tête basse* et, si possible, le siège doit être relevé avec des coussins.

On a dit, Malgaigne en particulier, qu'il ne fallait pas faire directement, *sur le fond* du sac de la hernie, de pressions qui pourraient décoller le sac en ce point et exposeraient à amener une réduction en masse.

Cela m'a toujours paru une proposition tout à fait théorique. A coup sûr, avec la douceur de manœuvres qu'il y a lieu de faire aujourd'hui, avec la disparition des essais brutaux qui étaient autrefois de mode, ce danger n'existe pas. Dans tous les taxis que j'ai faits, j'ai toujours exercé ces pressions sur le fond sans jamais en voir aucun inconvénient.

Ces pressions ne doivent pas avoir seulement une direction constante du dehors au dedans. La main droite doit *avoir conscience de la résistance.*

Après avoir pressé elle trouvera souvent avantage *à tirer* sur tout l'ensemble du sac. Cette traction faite par la *main droite* et qui tend le collet entre les doigts de la *main gauche* permet quelquefois une rentrée partielle.

Si on sent la tumeur *mollir* en un point, il peut être utile tantôt d'insister sur ce point, tantôt, au contraire, de s'adresser à la partie plus dure.

Si, au cours des pressions, on sent une détente se produire, sous les doigts, c'est que quelques gaz ou liquides sont rentrés.

Alors, il peut arriver que l'on sente sous les doigts le brusque retour de toute la hernie dans le ventre avec un gargouillement plus ou moins sensible aux doigts et même plus ou moins bruyant *pour les assistants.*

Il peut arriver, au contraire que la hernie se ramollisse seulement en un point.

Il faudra encore des pressions soutenues sur le reste de la masse pour faire rentrer la partie restante. Les *pressions soutenues* devront continuer à être indolores. Si elles étaient *insupportables* elles sortiraient de notre programme.

Enfin, il peut arriver qu'une partie de hernie étant réduite, tous les accidents douloureux ayant cessé, il reste une partie que les doigts ne peuvent refouler.

Ici, prenez garde ! car vous pouvez avoir à faire à une sortie irréductible de longue date, et dans ces cas, toute tentative de réduction de cette partie est non seulement *inutile, mais dangereuse.*

Souvent on sera averti par le patient qui *connaît la partie irréductible.*

Quelquefois le patient ne la *connaît pas.* Il est tout surpris de cette éventualité qu'il n'avait jamais remarquée. Il ne connaissait aucune tumeur antérieure. C'est à vous, chirurgien herniaire, d'apprécier ce fait.

Il faut que vous sachiez qu'il échappe souvent au porteur de la *hernie* que le phénomène *douleur de l'engorgement a seul intéressé.*

Les constatations que l'on fait au cours de l'opération de la cure radicale permettent d'affirmer ces conditions que les gens mal informés de tout ce qui touche à la hernie pourraient contester.

On ne saurait trop conseiller à celui qui pratique le taxis d'être patient, de changer de direction, de tâter son terrain, de revenir doucement à une direction qu'il avait abandonnée un peu auparavant.

Il faut recommander au chirurgien qui veut étudier la hernie de ne jamais manquer une occasion de faire lui-même ce taxis et de le renouveler avec patience et avec soin.

Il y a dans le taxis, comme dans le massage, une *affaire de main,* de toucher délicat, d'action manuelle individuelle.

Aussi, on peut donner des indications générales pour les manœuvres du taxis, on ne peut pas en déterminer à l'avance les détails ni les temps.

Il faut beaucoup varier, beaucoup tâter, puis savoir soutenir les manœuvres.

Il en résulte que ces manœuvres gardent un caractère assez empirique, très personnel et très en rapport avec l'adresse manuelle de celui qui les pratique.

On ne devra donc pas être surpris de voir, par exemple, des bandagistes qui ne savent pas un mot d'anatomie, qui n'ont qu'une idée très vague de la situation des hernies et qui réussissent à bien exécuter un taxis pour lequel un médecin instruit et habile est fort exposé à échouer.

Encore, en ce cas, peut-on invoquer l'expérience de la hernie en général. Mais on sera plus frappé encore de voir le malade ou ses proches exécuter des taxis très difficiles pour lesquels le médecin le plus expérimenté a pu échouer.

« Ils connaissent leur hernie. »

J'ai vu souvent un malade réduire lui-même sa hernie alors que plusieurs médecins s'étaient efforcés en vain de le faire. Il la réduisait en un tour de main alors que les médecins lui causaient sans résultat utile une douleur vive.

J'ai vu un domestique attaché à la personne d'un hernieux qui avait une hernie volumineuse et qui réduisait, avec une habileté si consommée, la hernie de son maître habitué à des accidents extrêmement fréquents, que celui-ci ne pouvait supporter qu'il s'éloignât de lui.

Les médecins qui, accidentellement, avaient été appelés auprès de lui, au cours de ses accidents, échouaient habituellement. Ce domestique avait pris une suffisance extrême, une confiance illimitée dans ses moyens. Je l'étonnai beaucoup en réduisant devant lui et facilement la fameuse hernie. Il parut très marri de ne pas me voir subir l'échec que tous les médecins avaient éprouvé avant moi.

C'est, en effet, qu'il faut bien savoir que précisément parce que l'expérience des hernies peut beaucoup faire pour faciliter le taxis, un chirurgien, qui s'est consacré longtemps à l'étude des hernies, a pour ces manœuvres une habileté si manifeste qu'il réussit très habituellement là où bien d'autres échouent.

Cela n'a peut-être pas une importance capitale pour l'immense majorité des cas dans lesquels l'échec devant le taxis permet d'intervenir opératoirement pour une hernie qui s'est montrée irréductible.

Mais dans les cas malheureux dans lesquels l'opération est nécessairement si redoutable pour le sujet qu'il faille faire tout le possible pour l'éviter, il est d'importance absolue pour le malade d'avoir les soins d'un chirurgien qui connaisse les hernies et ait une grande expérience du taxis.

Dans ma longue carrière, j'ai vu des cas bien curieux, au cours desquels la mort est survenue chez le sujet parce que les circonstances ont privé le malade d'un opérateur qui eut eu l'habileté nécessaire pour réduire la hernie.

J'ai eu à assister de la sorte à la mort de deux sujets que j'avais déjà tiré d'affaire à plusieurs reprises.

J'ai suivi longtemps deux sujets atteints de grosses hernies ombilicales qui présentaient des accidents fréquents qui ne pouvaient être opérées, l'une étant une grande diabétique et l'autre une emphysémateuse avec troubles cardiaques graves.

Elles évitaient les accidents par les précautions que je leur avais indiquées.

Deux fois pour l'une et trois fois pour l'autre, j'avais réussi par le taxis à faire rentrer la hernie atteinte d'accidents dits d'étranglement. Les hernies avaient été tout à fait irréductibles pour d'autres médecins, mais j'avais pourtant été encore appelé de bonne heure.

Lors de crises nouvelles, je ne fus pas appelé immédiatement. Pour l'une et par négligence de ses proches, on ne me fit chercher qu'au bout de vingt-quatre heures après qu'un autre chirurgien eut fait de vains efforts. Pour l'autre on ne m'avait pas trouvé immédiatement et on ne me chercha que dix-huit heures plus tard après avoir fait faire par un autre chirurgien des efforts de taxis prolongés.

Les malades étaient dans un état tel que ni l'une ni l'autre ne purent subir d'opération.

Je suis convaincu qu'appelé à temps, je les aurais trouvées dans les conditions dans lesquelles je les avais vues antérieurement et j'aurais pu réduire des hernies pour lesquelles des chirurgiens de moindre expérience herniaire ont échoué.

CHAPITRE X.

—

Traitement préventif et curatif de tous les accidents herniaires par la position.

Contre tous les accidents de la hernie, petits et grands, on emploiera les moyens que la nature de ces accidents peut indiquer.

Il y a pour tous à peu près un mode de traitement dont on ne tire pas d'ordinaire le parti suffisant, le *traitement par la position.*

Chacun sait, le hernieux le premier, que dans la position couchée la région herniaire se relâche et la hernie a tendance à réintégrer l'abdomen.

Les alternatives de la position debout et de la position couchée déterminent chez tous sujets des modifications profondes.

On doit aller plus loin et remarquer encore que le bénéfice de la position couchée va s'augmentant si on élève le bassin en plaçant la *tête* dans une position *déclive* par rapport au reste du corps.

Ces deux observations peuvent conduire un praticien attentif à modifier rapidement et heureusement un grand nombre des accidents congestifs herniaires. Il doit savoir l'utiliser, soit pour les pratiques d'une hygiène commune, soit pour les accidents plus ou moins brusques et plus ou moins graves.

Repos horizontal.

Il est facile de faire accepter par bien des hernieux à hernie douloureuse de prendre *deux ou trois fois le jour la position horizontale* pendant quelques minutes.

On pense fort peu à ce procédé de soulagement qui, cependant rend aux hernieux un service considérable. J'en ai vu souvent qui avaient trouvé pour leur compte ce mode de soulagement sans recourir au médecin.

Le plus grand nombre des hommes passe la journée entière dans la position *debout* et le repos se prend en *s'asseyant*.

Or, chez le sujet qui a une hernie de quelque importance, il est bien connu que la position horizontale seule amène une détente et un soulagement complet.

Il m'est arrivé de prescrire le repos horizontal pendant un temps relativement court, une, deux ou trois fois par jour.

On détermine de ce fait un soulagement extrême.

Dans le cas de port de bandage puissant, le sujet peut à cet instant même retirer son bandage pour quelques minutes. Mais même sans cette précaution, la détente est extrême.

J'ai vu des gens définitivement soulagés par cette manière de faire qui, auparavant, avaient toutes les peines du monde à arriver à la fin de leur journée sans souffrances.

C'est là, du reste, un moyen fort employé par des ouvriers atteints de hernie qui se couchent à terre plus ou moins longtemps, aux heures de repos.

Après une période de repos horizontal, le travail ou l'activité sous une forme quelconque, sont repris en excellente condition.

J'ai été plus loin et j'ai conseillé à des gens particulièrement gênés, de prendre ainsi de courts repos dans une position qui mettait *en situation déclive, toute la région du bassin*. Le type de cette situation est la position sur un siège, les deux pieds élevés sur le marbre d'une cheminée.

C'est là une habitude très facile à prendre. On se livre même facilement à quelque occupation dans cette position, à la lecture par exemple.

Il y a une foule de manières de prendre ces positions avec le bassin en situation élevée.

On en peut tirer le plus grand parti, soit pour le repos, soit même pour parer à des accidents graves.

Position couchée et élévation du bassin pour parer aux accidents.

Il faudrait enseigner à tout hernieux qui éprouve brusquement quelque sensation anormale du côté de sa hernie qu'il faut *aussitôt, sans retard aucun*, prendre la position horizontale et même la position inclinée la tête basse.

J'estime que si on agissait ainsi l'*immense majorité des accidents herniaires ne se produiraient pas.*

Je ne vois pas pourquoi on hésiterait à le faire plus pour le hernieux qui souffre, qu'on n'hésite à le faire pour un sujet qui est menacé d'une syncope.

En ce cas, public comme médecin, sait qu'il faut allonger le sujet la tête basse.

Mais, pour que ce moyen soit vraiment efficace, *il ne faut pas attendre.*

Pour les cas très bénins, on obtient un soulagement immédiat, par conséquent, on met obstacle sans peine à des souffrances qu'il est inutile de supporter et qui appellent toujours d'autres souffrances.

Mais, dans les cas graves, l'instant où le sujet peut bénéficier de la seule position, est relativement court.

Si, après les premières douleurs qu'il a ressenties et qui se rapportent à quelque effort qui a serré les viscères dans un sac, s'il attend, s'il marche ou s'il fait encore de nouveaux efforts, même peu énergiques, ne fut-ce que pour rentrer chez lui, chaque minute va assurer la gravité des accidents.

Il ne faut donc, à ce moment, perdre une minute.

J'ai enseigné le procédé à des sujets qui avaient des hernies très inquiétantes, en ce sens qu'ils avaient des menaces fréquentes d'étranglement, des hernies incomplètement réductibles dans lesquelles il était bien difficile de reconnaître d'emblée l'importance des accidents tout en mesurant la valeur de la menace par la douleur.

La vie a été profondément modifiée par ces précautions. Elle est devenue tolérable et les accidents ont été écartés chez des sujets chez lesquels il était capital de ne point intervenir par une opération.

Valeur de l'inversion complète pour le pseudo-étranglement.

On ne saurait trop exagérer la valeur de l'inversion complète du corps, toutes les fois qu'il s'agit de détendre une hernie ou de l'aider à réintégrer l'abdomen.

Cependant, c'est une pratique qui n'est guère sortie de la thérapeutique des charlatans.

On peut faire l'inversion du corps à tous les degrés.

On peut seulement *abaisser la tête* au-dessous des épaules en élevant le bassin.

On aura ensuite tous les degrés d'inclinaison jusqu'à l'inversion complète, la tête en bas, que l'on obtient, par exemple, en chargeant un homme sur les épaules, en le tenant par les pieds et les genoux.

J'ai pratiqué autrefois très souvent cette inversion.

Elle serait aujourd'hui plus facile parce que l'on a beaucoup l'habitude de l'inversion avec la table d'opération, suivant la méthode dite de Tredelemburg.

Les différents modes de cette méthode trouveraient surtout leur application dans la pratique commune alors que les interventions opératoires immédiates sont difficiles. Si interventionniste qu'on ait le devoir d'être, il y a des circonstances où l'on doit transiger dans une petite mesure avec ses principes. Dans ces cas difficiles, les ressources de l'inversion sont au premier rang de celles qu'il faut employer.

Bien rarement, on les utilise comme elles mériteraient d'être utilisées.

Bien souvent, au début des accidents herniaires, alors que la constriction est encore modérée, alors que l'on diagnostique cependant *étranglement*, parce que la hernie est irréductible avec accidents, on obtiendrait sans inconvénients de l'inversion ce que l'on n'obtient pas du tout du taxis, le sujet étant dans la position horizontale.

On peut alors employer l'inversion suivant trois modes distincts et j'ai pratiqué avec succès ces trois modes.

1° *Inversion simple, sans aucun taxis.* C'est le mode qui a été employé le plus par les charlatans. Il consiste à faire charger le patient sur les épaules d'un homme vigoureux, la tête et les bras pendants. Le sujet est retenu par les mollets, les membres inférieurs étant fléchis sur les épaules du porteur. Il faut le maintenir ainsi un certain temps et, si le poids du sujet le permet, *faire marcher le porteur.*

Il faut, en effet, un peu de temps pour que le patient se détende, pour que la hernie se décongestionne. On est alors fort surpris, en replaçant le patient dans la position horizontale, de constater que la hernie qui résistait à tout taxis est rentrée sans intervention aucune.

Les charlatans ne se font point faute d'*étonner le monde* par cette manœuvre à laquelle ils laissent quelque chose de mystérieux *sans intervenir* même par une pression quelconque ;

2° On procède de la même manière à l'inversion du sujet, mais le porteur reste immobile et *le médecin fait des essais de taxis* en maintenant le sujet aussi longtemps dans cette position que sa respiration lui permet de la supporter. Il arrive souvent alors que l'on sent rentrer très aisément une hernie qui paraissait franchement irréductible.

Il y a encore là un excellent moyen d'*étonner le monde :* on fait l'inversion d'abord et on fait quelques pressions légères et on réduit sans difficulté comme en un tour de passe-passe, une hernie qui avait résisté aux taxis les plus réguliers et les mieux qualifiés.

3° Enfin, la dernière méthode vraiment chirurgicale combine l'*inversion avec l'anesthésie chloroformique.*

Il y a bien des années que j'ai, pour la première fois, pratiqué cette méthode. Je l'avais déjà fait au cours de mon internat, c'est-à-dire avant 1870 ; puis lorsque j'étais jeune chirurgien des hôpitaux, j'ai souvent eu recours à ce moyen dans les cas pour lesquels on nous appelait si souvent de jour et de nuit pour des hernies dites étranglées.

A cette époque, il y avait encore de bonnes raisons pour être très prudent dans la kélotomie.

En 1874, à l'hôpital de Lariboisière, je me souviens d'avoir réduit ainsi très facilement une hernie inguinale qui, chez un homme, avait résisté d'abord à un taxis fait sans chloroforme, puis à un taxis fait avec chloroforme.

Homme âgé, hernie volumineuse, très mauvaises conditions opératoires par manque absolu de matériel antiseptique.

Après avoir fait endormir le sujet jusqu'à résolution, je fis suspendre le sujet sur les épaules d'un infirmier vigoureux.

Nous l'aidâmes à le maintenir ainsi quelques instants.

Le ventre s'abaissa vers le diaphragme. La hernie parut mollir un peu. A ce moment, je la malaxai très doucement et elle rentra brusquement.

J'ai, bien des fois depuis, reproduit la même manœuvre avec le même succès.

Pour ce faire, il faut avoir soin de très bien endormir le sujet. Après avoir endormi le sujet dans la position horizontale. Lorsqu'on lui donne la position inversée, il faut habituellement le réendormir, parce qu'il a tendance à se réveiller. Le sommeil, dans la position inversée, demande plus de chloroforme et il est très important que la résolution soit tout à fait complète.

On a une petite difficulté due au poids du sujet qu'il est toujours difficile de conserver dans cette position pendant un temps appréciable.

Toutefois, sans matériel particulier, on y arrive aisément en chargeant le sujet sur un aide vigoureux auquel on donne un appui solide et que l'on soutient au besoin.

J'ai souvent pensé qu'en pareil cas on se servirait avantageusement d'une échelle ainsi que l'ont fait les anciens chirurgiens. Mais j'ai toujours été trop bien pourvu pour avoir recours à cette extrémité.

Aujourd'hui les tables à renversement que l'on trouve dans toutes les salles d'opération, rendraient très facile cette manœuvre.

Je fais remarquer, en terminant, que, pour être une manœuvre d'apparence violente, cette manœuvre n'en appartient pas moins aux manœuvres très douces. La pression naturelle des viscères en bas, le vide auquel ils sont en quelque sorte exposés, agissent seuls, la main du chirurgien n'a pas d'efforts à faire. L'inversion facilite tellement la manœuvre que si on avait encore même une tendance à la violence, elle la rendrait tout à fait inutile.

Du reste, là, comme toujours, en mettant de côté les cas exceptionnels, l'intention du chirurgien ne peut être que de recourir à une manœuvre qui ne détermine aucun traumatisme, et c'est précisément parce que l'inversion empêche tout traumatisme que j'ai insisté sur son emploi. Si on échoue il n'en résulte aucun mal et on procède séance tenante à l'opération.

CHAPITRE XI.

—

Opérations de la Hernie étranglée
Technique opératoire.

Tout médecin doit être préparé à pratiquer l'opération de la hernie étranglée, car la nécessité de l'intervention se présente sans retard possible.

Les principes de cette opération sont bien connus. Elle consiste essentiellement dans l'*ouverture du sac* herniaire, *dans le débridement*, c'est-à-dire dans la section de la partie rétrécie qui étrangle, qui est dans l'immense majorité des cas le collet du sac, mais qui peut être un anneau fibreux périphérique à ce collet.

Les éléments fondamentaux de cette technique diffèrent nécessairement avec la variété de hernie à laquelle on a affaire.

Hernie inguinale.

Pour ouvrir une hernie inguinale étranglée on s'adresse ordinairement à la partie exhubérante du sac. Après avoir incisé la peau on arrive, couche par couche sur le sac, puis en coupant en dédolant avec le bistouri, on parvient dans le sac qui, heureusement et le plus souvent, contient un peu de liquide.

Cete manière de procéder est médiocre.

Comme pour la cure radicale de la hernie, l'incision doit être placée *juste en avant de la région du canal inguinal*. C'est dans cette région que doit se trouver l'étranglement. On pourra prolonger son incision en bas plus que pour la cure radicale. Mais en se plaçant ainsi on se trouvera plus près du foyer de l'étranglement et on ne risquera pas d'opérer au fond d'un puits.

Même si l'étranglement est bien dû au collet du sac, l'*incision préalable de la paroi antérieure* du canal inguinal, comme pour la cure radicale, détendra les parties profondes suffisamment pour donner beaucoup d'aisance.

Le passage du bistouri boutonné sous la partie qui étrangle, peut en être facilité infiniment.

Le sac doit toujours *être ouvert* lentement avec précaution, en dédolant et mieux en soulevant avec une pince sans griffe, et, successivement, toutes les couches qui peuvent former le sac. Il ne faut pas craindre là de perdre un peu de temps, la blessure de l'intestin est très facile à réaliser dans ce temps.

Le sac sera largement ouvert, en haut surtout.

Avant de chercher à débrider, le contenu *du sac devra être lavé avec soin, avec une solution antiseptique puissante.*

J'emploie toujours pour cela la solution phéniquée à cinq pour cent et bien chaude.

Bien des suites fâcheuses de l'opération n'ont pas eu d'autre cause que la négligence de cette précaution. Le contenu du sac peut être et souvent est très septique.

Pour faire le *débridement*, il faut bien se garder de tendre la partie rétrécie avec les doigts *en cherchant à dilater*.

C'est une manœuvre très dangereuse, susceptible d'achever la perforation d'une paroi intestinale altérée.

Sans effort violent, on introduira le bistouri boutonné et mieux, le bistouri de Cooper, sous la partie étranglante et on incisera carrément cette partie en protégeant bien avec l'index de la main gauche l'anse intestinale qui, gonflée, a tendance à venir saillir au-devant du couteau.

Une incision en haut et en dehors vaut ordinairement mieux pour débrider que des incisions multiples, surtout si le sujet est en conditions de résistance telles que l'on pourra faire la cure radicale.

Les incisions multiples rendent difficile l'ablation du sac. Mais, si on ne doit pas faire de manœuvres spéciales, elles seraient plutôt favorables pour la réunion des parties que l'on abandonne sans extirpation.

Il faut déconseiller pour le débridement l'usage des ciseaux et de la sonde cannelée.

C'est un procédé qui ne doit être employé que par des chirurgiens rompus aux opérations, car il est très dangereux.

L'usage des ciseaux très familier aux opérateurs habiles, donne des manœuvres rapides, propres et puissantes, mais pour ceux qui opèrent peu ou rarement, le bistouri est infiniment moins dangereux et sera facilement arrêté dans les situations difficiles, tandis que le coup de ciseau est sans recul possible.

Le débridement accompli doit donner une facilité absolue d'*attirer au dehors* l'anse étranglée, puis de la réduire.

Cette manœuvre *ne doit nécessiter aucun effort.*

Les altérations de l'intestin lui laissent souvent une solidité parfaitement suffisante à la condition qu'on n'exerce aucun traumatisme intempestif sur l'anse altérée.

Je l'attire au dehors et je l'examine minutieusement.

Rien ne permet mieux cet examen qu'un nettoyage attentif de l'anse avec l'eau phéniquée forte. Il change la coloration des parties qu'il imprègne et celles qui sont altérées sont en quelque sorte mises en relief par les colorations grisâtres dues aux lotions phéniquées.

Cet examen de l'anse étranglée ne doit que très rarement faire constater des lésions menaçantes pour la vie du sujet et les opérations complémentaires sur lesquelles je vais revenir, doivent être tout à fait exceptionnelles.

On argue souvent des suites extraordinairement graves que l'on observait autrefois après la kelotomie, pour dire que ces lésions intestinales irrémédiables sont choses communes.

Le fait reste encore vrai pour les chirurgiens qui ne font pas d'antisepsie. Mais il cesse d'être vrai pour ceux qui manœuvrent bien les antiseptiques. Telle anse de mauvaise apparence ne donne lieu à aucune mauvaise suite parce que son nettoyage antiseptique a été parfait, qui donnerait lieu à des accidents formidables si on se contentait de la purifier à l'eau bouillie ou stérilisée.

La *réduction* de l'anse ou des anses intestinales sorties doit être *aussi facile que leur sortie.* Sans cela, les manœuvres de réduction pourraient devenir dangereuses.

Telle anse intestinale légèrement altérée qui n'eût donné lieu à aucune suite fâcheuse, si la réduction avait été sans traumatisme, donnera lieu à des accidents si elle a été contusionnée plus ou moins violemment dans la réduction.

S'il y a des adhérences épiploïques, toutes les parties épiploïques altérées doivent être réséquées et cette résection doit être faite *sur l'épiploon sain.*

Lorsque l'intestin et l'épiploon ont été réduits, suivant les circonstances, on fera la cure radicale ou on ne la fera pas.

Cela dépendra de l'état général du sujet.

S'il est vaillant, avec une kélotomie pour accidents récents, la cure radicale sera faite complète et par les procédés que j'ai indiqués.

Si le sujet est très déprimé, il vaut mieux ne pas prolonger l'opération. On se contentera de rapprocher grossièrement les parois du sac ou leurs débris, on drainera et on pansera le plus rapidement possible.

Complications intestinales.

Comme je l'ai dit plus haut, il peut y avoir une altération intestinale qui complique l'intervention.

Si cette altération est le fait d'un accident opératoire (piqûre ou incision de l'intestin par le bistouri, au cours du débridement), la conduite est très simple, une suture à la soie fine ou avec un fin catgut, donne d'excellents résultats. J'ai eu tout au début de ma carrière deux de ces accidents au cours d'opérations faites pendant la nuit et la terminaison en fut parfaitement heureuse.

S'il s'agit d'altération de l'intestin due au sphacèle, les résultats sont infiniment plus aléatoires. On recommande, si la perforation est petite, de suturer directement en fronçant la paroi intestinale.

Cela peut donner des résultats. Mais il peut arriver aussi que la suite soit mauvaise et par deux fois j'ai eu à intervenir après des opérations de cette sorte faites par d'autres chirurgiens avec des résultats déplorables.

Quand il y a des altérations plus graves de l'intestin, on a deux partis à prendre : ou faire un anus artificiel, ou faire une résection et une entéro-anastomose.

Les deux procédés donnent des résultats assez médiocres.

L'anus artificiel si simple quand il est fait délibérément pour une obstruction intestinale d'origine quelconque, donne après la kélotomie des résultats souvent meurtriers.

D'un autre côté, la résection suivie d'entéro-anastomose qui a donné des succès auxquels quelquefois les chirurgiens ne s'attendaient guère, a donné aussi une foule d'insuccès.

Aussi, j'estime qu'il ne faut faire ni l'un ni l'autre à la légère.

Si le sujet ne paraît pas pouvoir supporter le supplément de temps que nécessite l'entéro-anastomose, on fera l'anus artificiel en fixant l'anse à la plaie et en laissant sur les côtés de l'intestin un tamponnement à la gaze iodoformée qui m'a toujours paru donner un drainage abdominal suffisant pour favoriser une bonne évacuation des liquides septiques qui sont dangereux autour de l'anus artificiel.

L'entéro-anastomose qui ne doit s'appliquer qu'à

des cas d'une extrême rareté, doit être faite très largement de façon à exclure toute région intestinale altérée à un degré quelconque.

Il faut, du reste, bien se dire que ces procédés de résection et de suture intestinale n'ont de chance de réussir habituellement qu'entre les mains de chirurgiens rompus à la pratique de ces sutures et que, pour des chirurgiens moins exercés, elles seraient souvent désastreuses.

Aussi, faut-il tâcher de les éviter.

Dans les cas douteux, dans lesquels on ne peut affirmer la lésion de paroi, mais dans lesquels on peut la craindre, un procédé un peu bâtard, mais très facile à exécuter et relativement sûr, consiste à fixer par un fil dans le mésentère l'anse au voisinage de la plaie et à faire un tamponnement de gaze iodoformée au voisinage de cette anse.

Très rapidement, on peut enlever le drain de gaze et si l'anse est solide, il n'y a aucune mauvaise conséquence.

Si l'anse était défectueuse, une fistule intestinale peut se produire, qui s'évacuera au dehors sans menacer la grande cavité péritonéale.

Si l'opération a été terminée dans les conditions normales et sans ces complications, je recommande toujours de drainer la plaie superficiellement

J'ai donné, ailleurs, les raisons de cette pratique que j'estime très heureuse après la cure radicale.

Elle est encore plus justifiée après la kélotomie. Je la trouve toujours préférable à celle qui consiste à tout fermer, avec l'espoir d'une réparation plus rapide.

Sauf le cas dans lequel on voudrait à tout prix éviter des pansements que l'on ne peut faire soi-même, il n'y a aucune bonne raison pour préconiser cette conduite.

Hernie crurale étranglée.

La hernie crurale étranglée doit être opérée plus rapidement encore que la hernie inguinale.

Les parties sont plus facilement serrées, plus facilement mortifiées. Plus petite et contenant plus souvent de l'intestin isolé, la hernie est exposée à des accidents plus graves.

En outre, l'étranglement a pour siège des tissus fibreux très durs, ceux de l'orifice du fascia crébriforme ; et l'étranglement s'y fait très brutal et très fatal par une masse de tissu fibreux répondant au collet du sac et à cet orifice fibreux tendu par la dépression en arrière qu'il subit toujours.

L'étranglement par l'anneau crural proprement dit est une légende. S'il est possible matériellement, ce dont je doute, il n'aurait aucun intérêt dans la pratique générale de la kélotomie pour hernie crurale.

Ici, incision oblique au-dessous de l'arcade crurale et non sur la partie saillante de la hernie.

Il faut encore se tenir assez haut pour être assuré d'arriver sur la partie serrée de l'anneau.

Si on aperçoit bien l'anneau fibreux du fascia cribriforme, le saisir hardiment avec deux pinces à griffes et sectionner entre ces deux pinces cet anneau constricteur.

La section peut être faite ici avec des ciseaux *mousses*. Pour un néophyte, il vaut toujours mieux se servir du bistouri boutonné.

Après cette section, on voit en quelque sorte le collet du sac se dégager et remonter et on s'explique très bien comment nombre d'auteurs ont autrefois conseillé de faire une opération sans ouverture du sac.

Ordinairement, le sac ainsi desserré, remonte sous les doigts. On l'*ouvre* alors très facilement, toujours en dédolant.

On nettoie son contenu, puis on incise avec le bistouri boutonné de Cooper la partie qui étrangle.

Ici, le débridement devra toujours se faire en haut et en dedans, sans crainte aucune des fameuses anomalies artérielles.

Cette crainte est d'autant plus vaine que l'incision peut ne porter que sur le tissu du collet du sac, au plus sur le tissu fibreux du crébriforme. Par conséquent, même si un vaisseau artériel passait autour il ne serait pas atteint par le bistouri.

Il faut éviter seulement les incisions en dehors et en bas.

Ceci dit, on peut ajouter que pour un néophyte des incisions multiples peuvent le tirer d'embarras.

Pour un homme expérimenté, mieux vaut une incision unique plus profonde qui laisse intact le reste du pourtour du sac pour la cure radicale.

Mêmes indications que plus haut, pour le nettoyage antiseptique du sac avant la levée de l'étranglement.

Pour l'examen des parties contenues.

Pour leur libération absolue.

Pour les altérations de l'intestin.

On remarquera seulement que les altérations de l'intestin sont plus communes et plus rapidement obtenues dans la hernie crurale que dans la hernie in-inguinale.

Le jeu des parties pour la réduction doit aussi être parfait.

Les mêmes considérations s'imposent pour les altérations de l'intestin et leur traitement.

Si l'état général le permet, même cure radicale.

L'étranglement et l'altération des parties la rend, pour la hernie crurale, plus difficile que pour la hernie inguinale.

Mêmes considérations relatives au drainage.

Hernie ombilicale étranglée.

La pratique de l'opération pour la hernie ombilicale étranglée est peu différente de celle pour les autres opérations.

Ici, l'étranglement est dû à un anneau fibreux qui se confond avec le collet du sac de la hernie.

Pour l'atteindre, il faut, par une incision verticale ou oblique, se rapprocher du pédicule de la hernie plus que du sommet.

L'incision doit être très large pour ne pas opérer au fond d'un puits.

On peut opérer de dehors en dedans sur l'anneau fibreux. Toutefois, la manœuvre est plus délicate.

Le plus simple est d'ouvrir le sac avec les précautions habituelles puis d'attaquer le point serré, avec le bistouri de Cooper.

Ici, l'action des ciseaux est plus facile et moins dangereuse que pour les deux hernies précédentes.

La section du collet serré peut être faite largement et directement en haut ou en bas, mais elle peut aussi être faite en d'autres points.

Cela a ici moins d'inconvénients que pour le sac des autres hernies ; et vu l'irrégularité habituelle des hernies ombilicales, cela peut devenir tout à fait une nécessité pour obtenir le dégagement des parties.

En effet, sauf le cas de hernie petite, la constriction est souvent due à plusieurs resserrements du sac.

L'oblitération des anses se fait non parce qu'il y a un point très serré, mais parce que les anses sont coudées en plusieurs points en même temps qu'elles sont comprimées en d'autres.

On trouve quelquefois plusieurs anneaux distincts dont un seul est le siège de l'étranglement.

On trouve même dans la hernie, au milieu du sac herniaire un étranglement, tandis que l'anneau herniaire principal est libre.

En tous cas, il faut comme pour toutes les autres hernies obtenir la sortie et la rentrée facile des parties étranglées.

Il arrive que l'opération de la hernie ombilicale étranglée soit très laborieuse et prenne les proportions d'une des laparotomies les plus graves.

Il est fréquent alors qu'on ne puisse faire à la suite de la kélotomie les opérations longues et minutieuses qui seraient indispensables pour donner quelque chance de cure radicale, c'est-à-dire pour la disparition complète de la hernie.

Dans ces cas on enlève le sac grossièrement, on rapproche les parois par des sutures rapidement faites et on draine largement.

Chez des sujets bien vigoureux on fera des opérations plus parfaites comme dans les cas d'opération de cure radicale sur les sujets sans étranglement.

Antisepsie, Pansements et suites opératoires.

Quelle que soit la variété de hernie pour laquelle on doit pratiquer la kélotomie, il faut prendre les précautions d'antisepsie les plus parfaites.

Il ne faut pas oublier qu'on opère le plus souvent des sujets qui n'ont pu subir de préparation, d'abord parce que l'opération est décidée extemporanément, puis parce qu'ils souffrent, et enfin parce qu'il faut bien se garder d'ajouter par un traumatisme extérieur des conditions d'aggravation.

Le nettoyage au savon, et surtout à la décoction de panama ou à la teinture de quillaya *sans brosse* et sans *frictions violentes* est suivi d'une imprégnation avec la solution phéniquée forte (au vingtième).

Il est bon de compléter ce nettoyage avec l'eau oxygénée.

Lorsque l'opération sera terminée, il faudra insister sur le nettoyage antiseptique terminal non seulement à cause de la qualité septique de la plaie, mais pour compenser ce que le nettoyage préliminaire pouvait avoir de défectueux.

Pour le pansement que je fais toujours, comme de coutume, antiseptique (gaze iodoformée très peu chargée et sachets antiseptiques), on doit recommander un pansement compresseur. Il est bon là comme pour toutes les laparotomies. Il peut jouer un rôle très important. Même à une époque où la chirurgie antiseptique était *imparfaite*, la compression contribuait puissamment à la marche régulière de ces plaies.

Dans le traitement secondaire, qui doit être celui de toute laparotomie, j'insiste sur deux points.

Il ne faut pas chercher l'évacuation immédiate et rapide de l'intestin, ni même la souhaiter. Souvent les sujets chez lesquels l'opération est immédiatement suivie d'évacuations profuses sont des sujets qui ne guérissent pas.

Tandis que je purge dès le lendemain les sujets opérés de cure radicale sans étranglement, après les opérations de kélotomie pour étranglement, je tarde souvent plusieurs jours à le faire.

Au début, je me contente d'apprendre qu'il y a eu évacuation de gaz.

Un petit lavement est souvent parfaitement suffisant pour la provoquer.

Pour la même raison, je conseille de laisser les sujets à la diète le plus longtemps possible. J'ai vu souvent qu'une alimentation prématurée et souhaitée par le sujet avait été suivie d'accidents.

L'usage des injections sous-cutanées de sérum est un des compléments les plus précieux de l'opération de la kélotomie pour étranglement.

Il faut être très parcimonieux pour l'opium ou plutôt en rejeter l'emploi. Il ajoute aux parésies intestinales secondaires, si funestes dans les suites de l'intervention.

CHAPITRE XII.

—

Hernie masquée.

Il ne faut pas *compter* sur la guérison de la hernie par le bandage, sur sa guérison spontanée ni sur une forme quelconque de guérison non opératoire.

Si elle n'est pas impossible, elle est si rare et si difficile qu'elle ne saurait entrer en ligne de compte dans la poursuite méthodique d'un traitement.

Cependant, il est incontestable qu'il n'est pas très rare qu'une hernie disparaisse sur un sujet qui porte un bandage. Il arrive même qu'elle disparaisse sur un sujet qui subit certains traitements ou même chez un sujet qui ne subit ni traitement ni bandage.

Le public affirme alors qu'elle est guérie et bien des médecins se leurrent de cette affirmation.

Cette disparition de la hernie est un phénomène essentiellement passager. Chez de tout jeunes sujets il peut arriver qu'elle soit définitive ; mais chez les autres, elle est toujours temporaire.

Chez les enfants, on la voit communément durer assez longtemps, quelquefois plusieurs années, puis, lorsqu'arrive l'âge des efforts puissants, on s'aperçoit que la hernie revient.

Continuellement nous observons des sujets chez lesquels entre 18 et 25 ans, surviennent des hernies, et on nous rapporte qu'ils avaient eu une hernie dans l'enfance, mais qu'elle avait été *guérie*.

Plus tard, il n'est pas rare qu'une hernie petite qui sortait par un orifice étroit cesse de sortir après l'application d'un bandage.

Ordinairement, dans ces cas, on sent bien la hernie qui distend le canal inguinal sans descendre au delà de l'orifice inguinal externe.

Que le sujet fasse un effort violent, ou qu'il cesse de porter un bandage et la hernie sortira de nouveau.

Avec beaucoup de soin, avec un bandage très judicieusement appliqué, on peut obtenir ce résultat donnant un peu plus de solidité relative et de durée.

Ce n'est pas sans doute un résultat négligeable. Mais ce n'est pas là du tout la guérison. Le retour de la hernie est fatal.

Il faut même, en ces cas, savoir que les chances d'accidents herniaires sont plus grandes que pour une hernie qui a été constamment émergente avec dilatation du collet.

Pendant cette période, les collets se sont resserrés et durcis et deviennent meilleurs agents d'étranglement.

Les traitements par les applications topiques, compliquant un bandage, donnent les mêmes résultats.

Mêmes résultats possibles pour certains exercices gymnastiques.

Ici, le bénéfice du traitement est plus souhaitable que par le bandage. Le bandage ne saurait donner de solidité à la paroi, au contraire ; tandis que ce traitement en peut donner. Il y aurait donc intérêt à le suivre, comme je l'ai dit à propos de l'hygiène du mouvement.

Il ne faudrait pas le faire en se leurrant de l'espoir de la guérison. Mais on aurait le droit d'espérer un peu plus de résistance de la paroi, moins d'incommodité de la saillie de la hernie, un arrêt très utile dans la progression de la difformité.

Il y a encore d'autres conditions dans lesquelles la hernie peut disparaître momentanément.

Un amaigrissement progressif peut donner ce résultat, et j'ai beaucoup insisté sur l'importance du traitement par l'amaigrissement.

Il ne faut pas confondre le résultat de ce traitement avec ce qui peut survenir au cours d'amaigrissement trop brusque, trop rapide qui, surtout sur les sujets usés par la maladie, *donne* des hernies.

Tout au contraire, l'amaigrissement chez un sujet sain peut masquer très heureusement certaines hernies. A tous les points de vue, il peut être bon.

Enfin, certains exercices de sport agissent dans le même sens que les exercices gymnastiques méthodiques auxquels je fais allusion plus haut.

J'ai indiqué autrefois l'exercice de la bicyclette et du tricycle. J'ai rappelé les observations de Jennings et de Loir.

Non seulement la bicyclette est le bon sport pour le hernieux, mais chez certains sujets son usage a pu amener la disparition de la hernie.

Il ne faut pas se hâter de conclure que dans ces cas la hernie est guérie. Elle est *masquée* comme dans tous les autres cas dans lesquels elle disparaît ainsi.

Mais cette disparition, même passagère, est intéressante. Elle délivre le sujet momentanément d'une partie de sa misère.

En outre, comme l'exercice reste à la portée du sujet, il a le moyen de continuer à améliorer sa situation.

Toutes les circonstances dans lesquelles la hernie se masque sont intéressantes pour le hernieux, et le médecin a le devoir d'en tirer partie à la condition qu'il ne présente pas cet état au hernieux comme constituant la guérison définitive et qu'il ne le compare pas aux opérations qui, seules, peuvent faire disparaître la hernie.

Caractères de la hernie masquée.

Il ne faudrait pas croire que la hernie se masque toujours de la même façon. Il est très important de s'en rendre compte parce que l'on vous présente continuellement des sujets comme guéris et l'on vous interroge sur l'opportunité des exercices à permettre. Si vous donnez une permission sans avertir le sujet ou les siens du retour facile ou possible de la hernie vous serez certainement accusé d'avoir donné une nouvelle hernie au sujet.

Hernie intra inguinale.

Dans l'immense majorité des cas, lorsque la hernie

a disparu spontanément ou après l'application d'un bandage, en examinant le sujet debout, vous pouvez constater que la hernie n'est pas loin.

Au lieu de descendre vers le pubis ou dans les bourses, elle ne sort plus du canal inguinal. Mais elle le distend. Il y a au niveau du canal une distension manifeste, quelquefois une véritable tumeur qui n'empêche pas les intéressés d'affirmer la guérison.

J'ai même vu en pareil cas qu'en examinant un peu longuement le sujet on voyait la hernie franchir l'orifice inférieur du canal inguinal et on était accusé de l'avoir ramenée.

C'est bien ce que l'on pourrait appeler le minimum de la guérison. Il est habituel qu'il n'y ait rien de plus et au moindre effort, au moindre travail, la hernie qui avait disparu reparaît.

Affirmez donc alors la fragilité de cette guérison.

Impulsion dans le canal.

Dans quelques cas le résultat est plus complet. On ne sent plus rien dans le canal.

Le doigt introduit dans ce sanal, pendant les efforts ordinaires, ne sent plus de viscères qui battent. Toutefois, si le sujet tousse violemment on sent dans la profondeur une impulsion assez nette.

Le sujet dit n'éprouver plus ni gêne ni douleur. Dans ce cas, il est bien plus guéri que dans le cas précédent. S'il est jeune et s'il ne fait pas d'exercices violents il peut rester ainsi pendant plusieurs années. Mais il suffit encore d'un gros rhume, d'une période de constipation, d'un changement de vie, d'un engraissement notable pour amener le retour de la hernie.

Dans une troisième forme, ni tumeur, ni impulsion, on ne trouve plus rien dans le canal inguinal. C'est un cas infiniment plus rare que l'on observe que chez de jeunes sujets. Il semble bien que la guérison est acquise.

Or, même après des années, dans ces cas, j'ai vu la hernie masquée reparaître, alors que la guérison avait été affirmée par tout le monde.

C'est ce qui me permet de dire que la guérison sans opération n'est pas absolument impossible, mais qu'elle est tellement rare qu'il faut bien se garder d'en tenir compte en pratique.

Je n'en ai personnellement observé que trois cas qui peuvent passer pour définitifs. Les trois cas étaient trois cas de hernie inguinale chez la femme.

***

Bien entendu, je ne m'arrêterai pas longtemps aux faits dans lesquels une grosse hernie a cessé de sortir en tout ou en partie grâce à des adhérences qui, dangereuses d'ordinaire, se sont pour une fois montré bienfaisantes. Ce sont des curiosités pathologiques dont la thérapeutique profite quelquefois, mais sur lesquelles elle ne compte jamais.

Toutefois il ne faut pas les méconnaître sans quoi on est contredit par les faits à la grande joie des malades qui vous en font le récit.

Il est arrivé qu'une hernie volumineuse à contenu dur avait été réduite et n'avait jamais reparu.

Le mécanisme de cette guérison peut être le suivant. Une partie de viscères herniés est formée de masses épiploïques dures qui forment bouchon au-dessus de l'orifice herniaire après que la hernie est retournée dans l'abdomen.

Si ce bouchon contracte des adhérences avec les parties voisines, la barrière ainsi formée peut suffire à empêcher une descente nouvelle.

J'ai observé directement un cas semblable il y a plus de vingt-cinq ans. Appelé pour un étranglement herniaire survenu chez un homme qui avait une hernie irréductible, je désirais l'opérer sans retard. Le sujet avait déjà eu des accidents du même genre et un chirurgien avait réussi sans intervention sanglante à réduire une partie de la hernie et à arrêter les phénomènes d'étranglement, la famille me supplia d'essayer le taxis avec chloroforme. Je le fis et je réussis. Il restait à la partie supérieure des bourses une petite masse très dure qui semblait boucher le canal inguinal. J'ai eu occasion de revoir le sujet vingt ans plus tard, la hernie n'était jamais redescendue au delà de ce bouchon. Le patient n'avait pas repris tous les travaux de force qu'il exécutait auparavant mais cependant il menait une vie fort active.

CHAPITRE XIII.

—

Petite Iconographie des Bandages.

Les bandages ou Brayers sont variés à l'infini. Le nom de Brayer n'est pas un nom propre comme beaucoup l'imaginent.

C'est un terme générique par lequel on peut désigner tous les bandages.

On donnait, en effet, le nom de braie à une sorte de petit caleçon dont l'on entourait le derrière des enfants, surtout dans les populations celtiques.

Le mot braies ou brayes au pluriel, s'applique aux culottes portées par les mêmes populations.

Le mot de brayer a désigné d'abord les bandages souples plus ou moins compliqués qui entouraient les bourses et s'appliquaient sur les hernies.

On a, plus tard, donné la même dénomination aux bandages avec métal et plus tard encore, aux bandages à ressorts.

On détourne quelquefois le mot de Brayer de son sens général en l'appliquant au bandage français opposé au bandage anglais.

⁂

Si nous passons en revue les bandages ou les iconographies qui les représentent dans les catalogues des constructeurs, nous trouvons que les bandages à ressorts sont divisés en deux grandes classes bien distinctes, les bandages français et les bandages anglais.

Ces noms ne répondent pas à leur nationalité, mais au mode de leur construction.

Le bandage français est caractérisé par un ressort continu avec la lame d'appui postérieure et avec la pelote, ressort un peu incliné en bas et en avant. (Voir page 51.) Dans les brayers anciens, cette inclinaison était considérable. Le ressort était tout à fait spiroïde.

Le bandage anglais a un ressort à branches égales, en forme de pincettes. Ce ressort est articulé avec deux pelotes, une postérieure et une antérieure, sur lesquelles il est mobile, et il ne prend de point d'appui sur le bassin en aucun point de la longueur du ressort. (Fig. 4, page 53.)

Bandages français.

Les bandages français qui, pour l'immense majorité des constructeurs, représentent tous les progrès accomplis pour l'invention du brayer, se trouvent, dans des conditions très analogues chez beaucoup de fabricants, établis à peu près sur les mêmes principes.

Ils sont construits de façon à bien entourer la

ceinture du bassin, à s'appliquer sur elle exactement pour produire l'effet indiqué par les figures suivantes, de manière un peu différente si le bandage est inguinal ou s'il est crural.

En examinant ces figures, on pourra se rendre compte de ce fait.

Le bandage français comporte de nombreuses variétés et nous sommes bien loin de les avoir toutes figurées.

Les différences dans le volume, la forme, la nature des pelotes sont compatibles avec le bandage français. Ce qui le caractérise dans tous les exemples que l'on peut en donner c'est le ressort s'ajustant sur les parois du bassin et s'y moulant en quelque sorte sur le côté du corps où siège la hernie.

La forme même de ce ressort varie et sa longueur varie aussi.

Malgré cela, le bandage reste bandage français.

Quoique le bandage français comporte un ressort en continuité avec la queue en arrière, avec l'écusson ou la pelote en avant, il y a des bandages français modifiés sur ces points dans lesquels, au niveau des points d'appui, les coussins peuvent jouir d'une certaine mobilité.

Bandage inguinal.

Le bandage inguinal prend son point d'appui en arrière à trois travers de doigts au-dessus du sillon

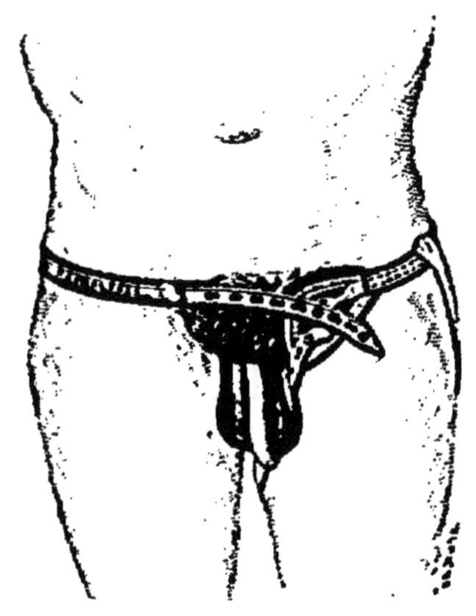

Fig. 13.
Bandage français inguinal gauche, face antérieure du sujet.

interfessier sur la base du sacrum, contourne le bassin entre le grand trochanter et l'épine iliaque antérieure et supérieure, la pelote vient s'appuyer sur l'orifice antérieur du canal inguinal et sur toute la surface de ce canal. (Fig. 13 et 14.)

La courroie qui le ferme vient s'accrocher sur la pelote. Si le sous-cuisse est appliqué, accroché sur la pelote, il vient se fixer, d'autre part, autour du ressort du côté de la hernie et se placer dans le sillon de la fesse, du côté de la hernie.

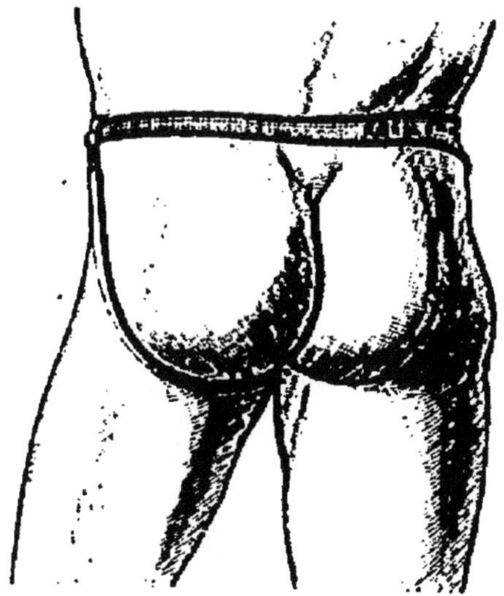

Fig. 14.
Bandage français inguinal gauche, face postérieure du sujet.

On doit bien noter, sur la figure ci-dessus, la ceinture du bandage passant à deux ou trois travers de doigt au-dessus du sillon interfessier.

Noter aussi la place du sous-cuisse dans le sillon sous-fessier.

12.

Bandage crural français.

Le bandage crural se place de la même façon, mais un peu plus bas. En arrière, il prend le même point d'appui sacré, mais juste au-dessus du pli

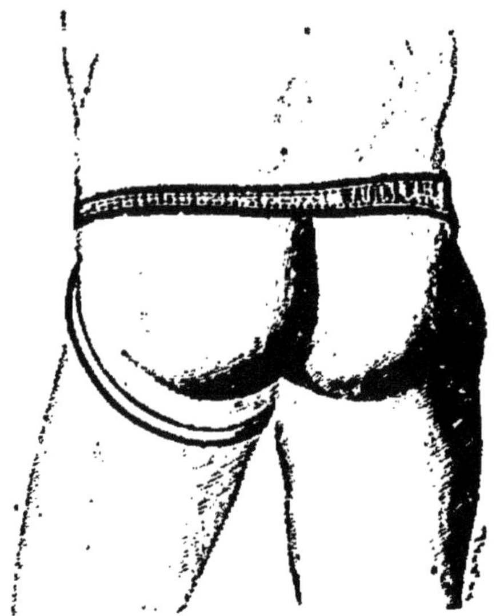

Fig. 15.
Bandage français crural gauche, face postérieure du sujet.

interfessier, plus bas sur la première pièce du sacrum. (Fig. 15.)

Il court autour du bassin *un peu plus rapproché du grand trochanter* et la pelote doit s'accrocher en quelque sorte sous l'arcade crurale et la courroie la fixe en dedans, de telle sorte qu'elle soit serrée de bas en haut contre cette arcade.

Mais alors, comme elle a une réelle tendance à remonter, il faut *toujours* qu'elle soit retenue en place par un sous-cuisse. (Fig. 16.)

Le bandage crural ne peut se passer de cet accessoire qui devra être placé de même un peu plus bas sous le sillon fessier.

Mais il doit avoir une disposition assez différente

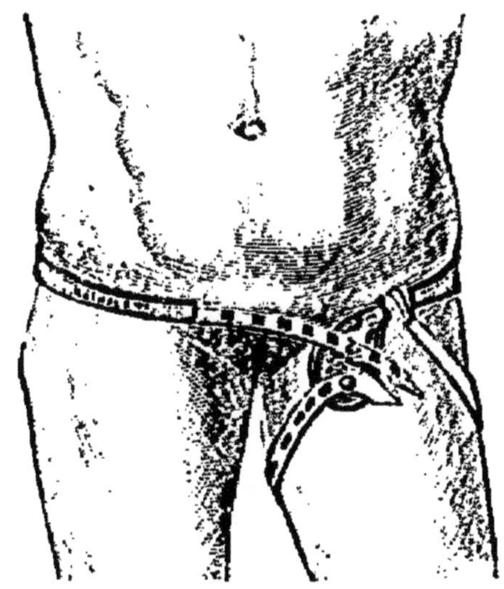

Fig. 16.
Bandage français crural gauche, face antérieure du sujet.

de ce que l'on observe pour le bandage inguinal, il se fixe au voisinage du collet du bandage et, d'autre part, sur la partie inférieure de la pelote.

Il tourne sur la cuisse, au-dessous de la fesse, plus bas que le sous-cuisse du bandage inguinal et plus serré, et forme comme un second bandage qui fixe le premier.

Bandages français inguinaux simples

Voici maintenant une série de bandages inguinaux simples qui doivent être appliqués pour une hernie seule ou unilatérale.

Mais en examinant des catalogues et mieux en étudiant des séries de bandages, on reconnaîtra bien vite que, d'une manière générale et pour la plupart des constructeurs, le bandage qui est destiné à être ajusté sur un sujet pour lequel il est fait, a son ressort sensiblement plus droit que les bandages que l'on faisait antérieurement.

Exemple :

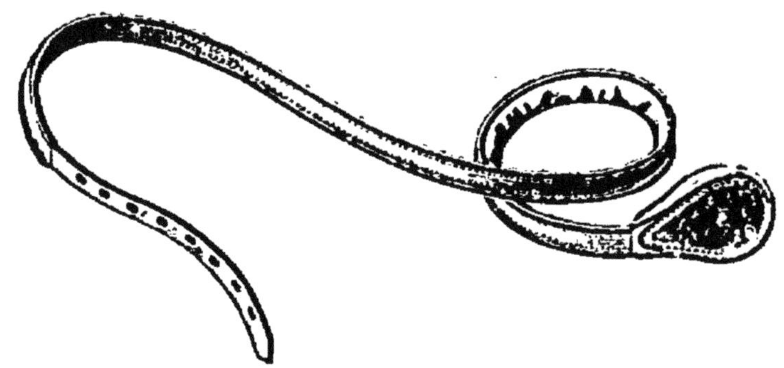

Fig. 17.
Bandage trop spiroïde, défectueux. — Bandage de confection.

Le ressort suivra bien le contour du bassin. Mais il est moins tordu sur lui-même.

Les ressorts se sont un peu redressés. Sans être identiques à celui du bandage anglais, ils se sont tous un peu rapprochés de la forme de la pincette.

Si on examine au contraire les bandages de pacotille qui continuent à être fabriqués suivant les errements anciens, on les verra tortillés en forme de cor de chasse, ce qui est dû à l'exagération de la spire du ressort. (Fig. 17.)

Voici des bandages qui devront être appliqués sur des hernies peu saillantes, sur des *pointes de hernie* ou sur des *bubonocèles* peu *développées*, faisant peu de saillie au dehors du canal inguinal.

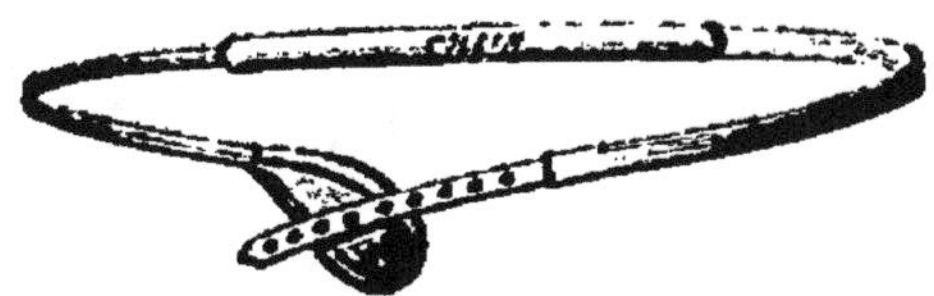

Fig. 18.
Bandage inguinal, dit imperceptible.

Le bandage muni d'une pelote ovalaire ou légèrement triangulaire porte souvent, dans les catalogues, le nom d'imperceptible. (Fig. 18 et 19.)

On voit qu'il fait en arrière seulement un peu plus que le demi-tour du corps. Il ne porte pas habituellement de sous-cuisse que l'on peut cependant toujours lui ajouter extemporanément.

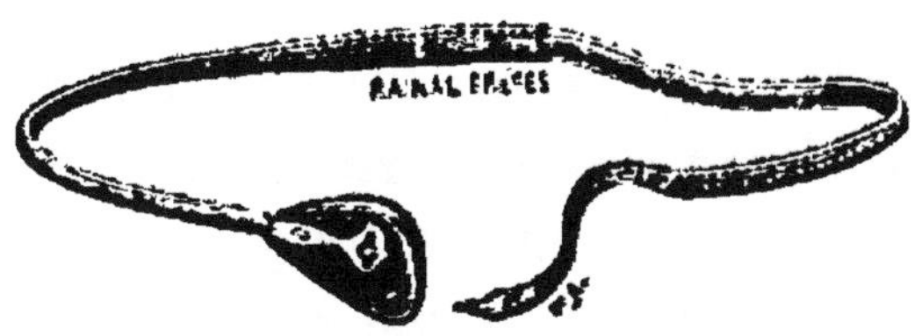

Fig. 19.
Bandage léger avec pelote peu saillante.

La queue du ressort est garnie en arrière, mais modérément, car la pression sur la colonne vertébrale, pour ces appareils, est peu sensible.

Tout en s'ajustant à la périphérie du bassin, le bandage de la figure 19 la touche légèrement, le point d'appui est pris en arrière et le bandage est fixé là.

Bandage inguinal d'un seul côté pour hernies plus volumineuses.

Pour les hernies plus volumineuses ou plus difficiles à contenir, le bandage prend plus de corps, plus de puissance.

On agrandit la pelote ou on lui donne une forme triangulaire plus accentuée.

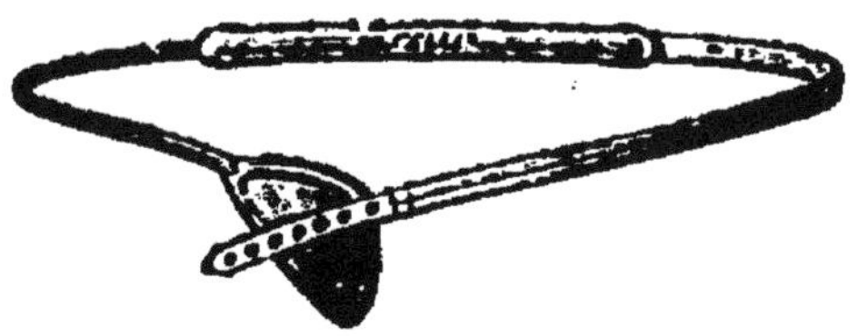

Fig. 20.
Bandage inguinal, pelote triangulaire.

Tel est le bandage figure 20, pelote large et triangulaire, garniture postérieure épaisse.

Le bandage 21 est construit à peu près sur les mêmes données, mais la pelote est à glissière, c'est-à-dire que la pelote peut être déplacée, le bandage restant en place.

Ce mécanisme permet d'ajuster un bandage à des hernies sur lesquelles l'application était difficile, il donne un certain champ pour appliquer exactement la pelote qui, mobile, trouve sa place.

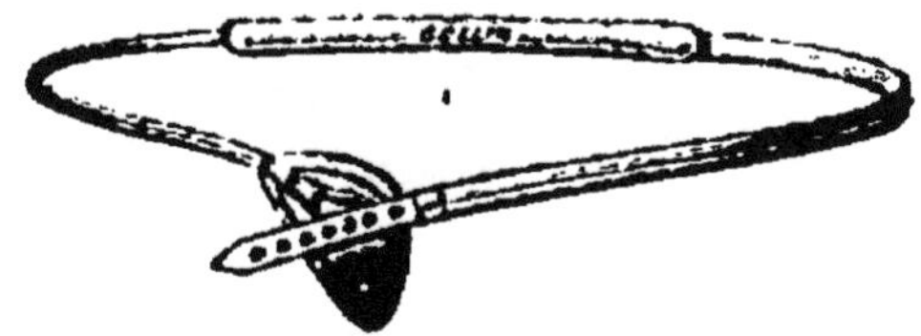

Fig. 21.
Bandage inguinal à pelote triangulaire à coulisse.

C'est également un bandage à pelote triangulaire, un peu volumineuse, que représente la figure 22 et qui s'applique à des hernies modérément développées.

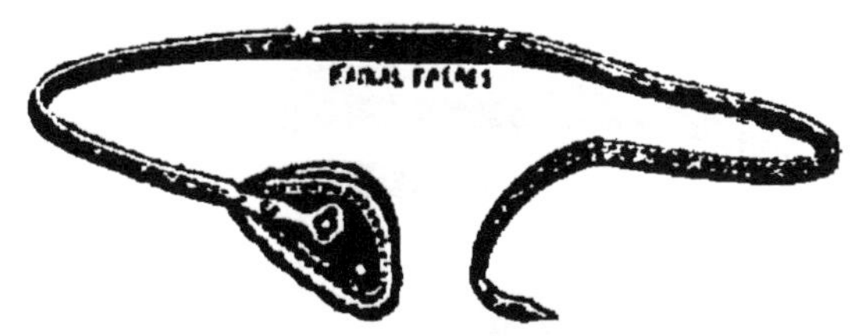

Fig. 22.
Bandage de moyenne puissance à pelote triangulaire.

C'est encore un bandage puissant pour des hernies déjà de volume un peu difficile à contenir que représentent les figures 23 et 24.

Dans les deux cas, le ressort est fort et presque droit comme celui du bandage anglais.

Mais le bandage s'applique du côté de la hernie comme tous les bandages français et il est comme eux bien fixé au contour du bassin.

Même pour que le point d'appui postérieur ait beaucoup de solidité sans donner de fatigue, les

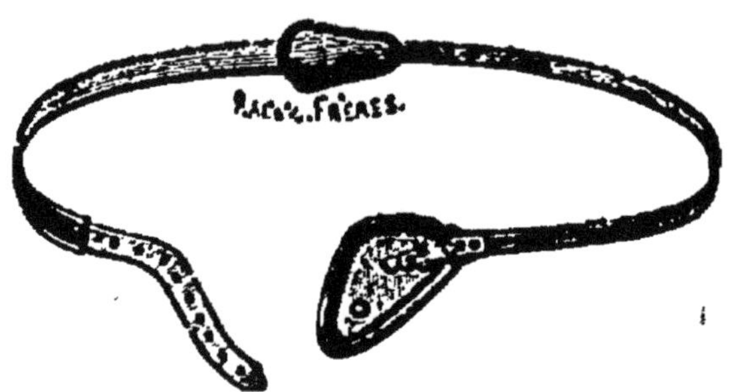

Fig. 23.
Bandage fort à pelote un peu mobile.

coussins sont volumineux ; dans le 23 le coussin est épais et court.

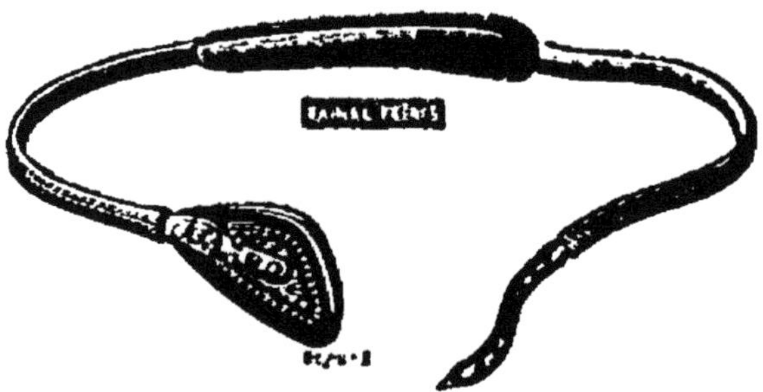

Fig. 24.
Bandage fort à pelote, mobile avec coussin postérieur très allongé pour les sujets chez lesquels le point d'appui est douloureux.

Dans le 24, le coussin est long et doit s'appliquer sur des parties particulièrement sensibles.

Mais en outre, ce dernier bandage (figure 24) a une pelote mobile. Cette mobilité est peu étendue, elle permet un peu de déplacement en haut et en bas,

Cela suffit pour l'ajuster à certaines hernies difficiles qui fuient en quelque sorte sous la pelote et faire tolérer une pression un peu énergique parce que le bandage trouve bien sa place.

Le ressort est très puissant avec une garniture très large.

On rapprochera de ces bandages le suivant, 25, avec garniture très épaisse en arrière, permettant de faire supporter une pression énergique.

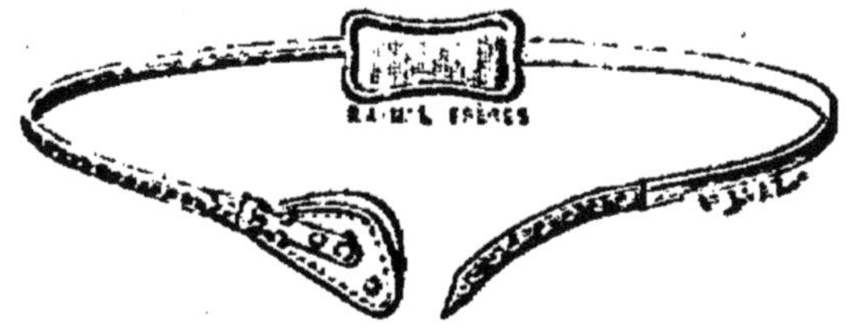

Fig. 25.
Bandage fort, avec pelote mobile et large coussin postérieur.

Hernies volumineuses, scrotales et difficiles à contenir.

Tous les bandages que nous avons vu employés ci-dessus portent sur la pelote une agrafe qui permet d'ajouter un sous-cuisse. (Fig. 13.)

Ce sous-cuisse s'ajoute *ad libitum* et en principe les bandagistes aiment peu son emploi. J'ai dit ailleurs ce qu'il en faut penser.

Il faut toujours être prêt à ajouter un sous-cuisse à un bandage.

Pour des hernies plus difficiles et tendant à s'échapper plus bas, la forme triangulaire de la pelote s'accentue en bas d'une saillie qui lui fait donner le nom de bec de corbin et cette pelote a besoin d'être fixée en bas par un sous-cuisse qui, cette fois, *fait partie du bandage.* Ces sortes de pelotes portent aussi, on ne sait trop pourquoi, le nom de pelote anatomique.

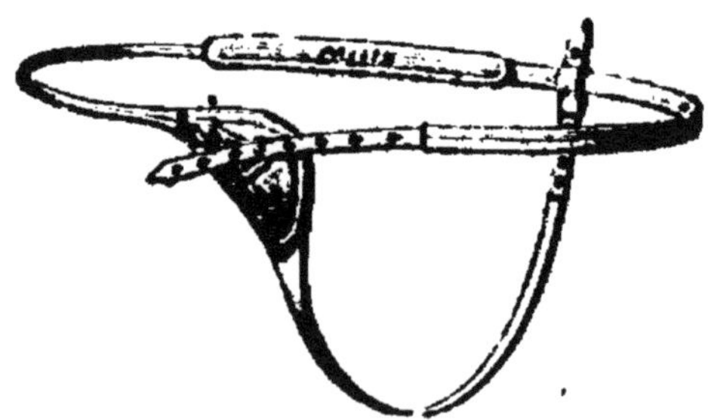

Fig. 26.
Bandage à coulisse, avec pelote à sous-cuisse pour hernie scrotale.

Tel est le bandage donné dans la figure 26.

Cette figure montre la continuité du sous-cuisse et de la pelote et montre encore la disposition du sous-cuisse qui ne se place pas, cette fois, *du même côté de la hernie mais du côté opposé*, de façon à attirer la pelote le plus bas possible vers la cuisse ou la base de la verge. Le bandage a une pelote ajustable pour les courbes.

Les figures 27 et 28 donnent encore deux échantillons du bandage, l'un pour une très grosse hernie, l'autre pour une hernie de moindre volume. Ces pelotes sont remarquables non seulement par leurs formes mais par leurs dimensions. Les dimensions de ces pelotes jouent un rôle très important dans la bonne tenue de la hernie. La voie d'échappement de l'abdomen est très étendue et doit être plus largement gardée.

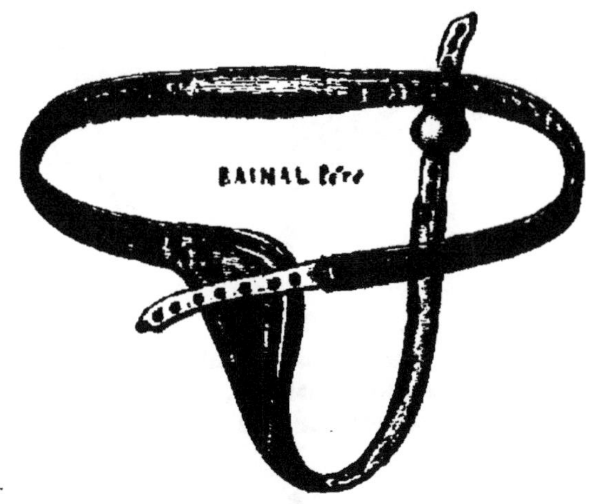

Fig. 27.

Bandage pour hernie volumineuse. Pelote à bec de corbin, sous-cuisse fixe, pelote immobile.

Ces bandages diffèrent par la solidité des courroies et un peu par la garniture. La partie postérieure du bandage reçoit pour la figure 28 un mode de garniture spécial en arrière que certains sujets supportent mieux.

Le 27 a en avant une pelote tout à fait fixe.

La figure 28 montre, au contraire, une pelote ajustable sur une glissière.

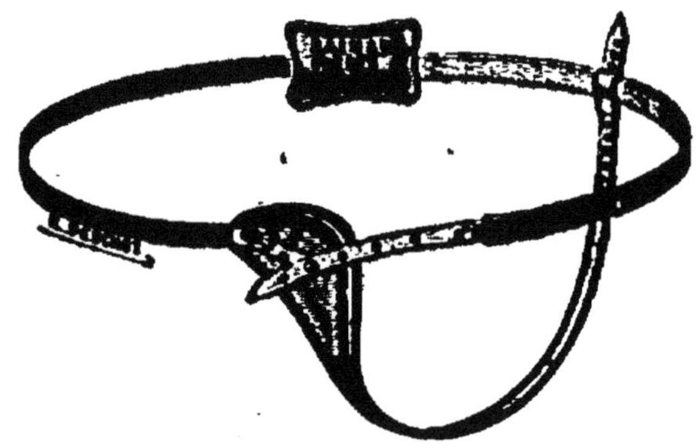

Fig. 28.
Bandage puissant, pour grosse hernie, pelote triangulaire, sous-cuisse fixe, pelote ajustable, avec glissière, coussin postérieur très épais.

Tous ces bandages ont un ressort qui ne dépasse que peu la demi-circonférence du bassin.

Au contraire, une variété de bandage applicable aux très grosses hernies difficiles à contenir est le bandage dit de Camper.

C'est celui représenté par la figure 29. Dans ce

bandage, le ressort s'applique sur toute la circonférence du bassin, pour mieux dire il *en touche les 11 douzièmes*. Cela lui donne une fixité considérable et contribue à assurer une pression plus énergique.

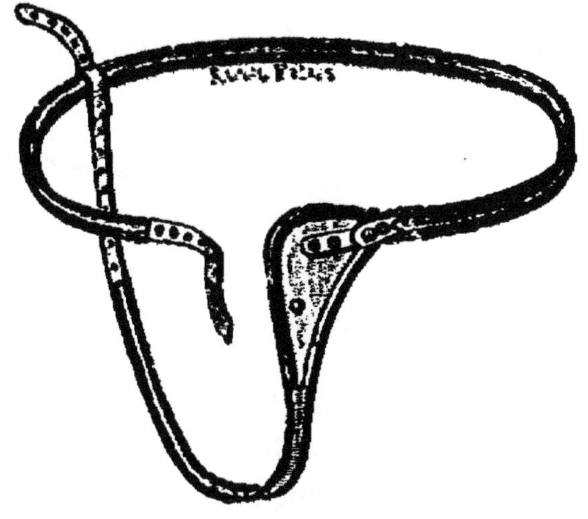

Fig. 29.
Bandage de Camper modifié, ressort très puissant, pelote longue à sous-cuisse fixe, ajustable par un collet mobile.

La pelote à bec de corbin et un sous-cuisse très serré, assurent une contention particulièrement énergique.

Bandage inguinal double, puissance moyenne.

Le bandage inguinal double pour hernies inguinales des deux côtés, nous montre des dispositions analogues à celles du bandage inguinal simple, toutefois, sauf le cas plus rare où le bandage est porté sur un

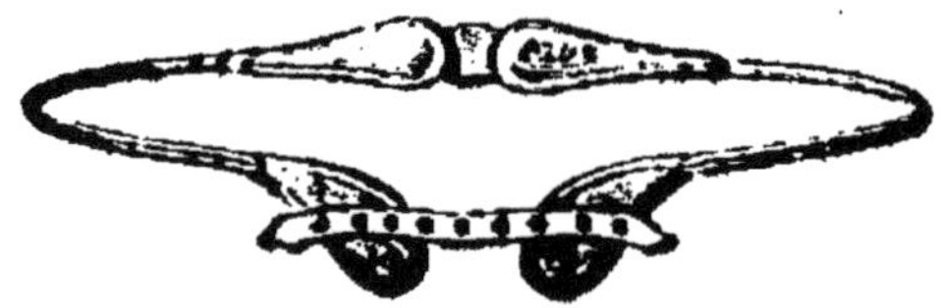

Fig. 30.
Bandage inguinal double imperceptible, pelotes elliptiques.

ressort unique, le bandage est ordinairement constitué par deux resorts beaucoup plus courts que le ressort unique du bandage simple avec deux pelotes en avant, deux coussins en arrière ou un coussin unique

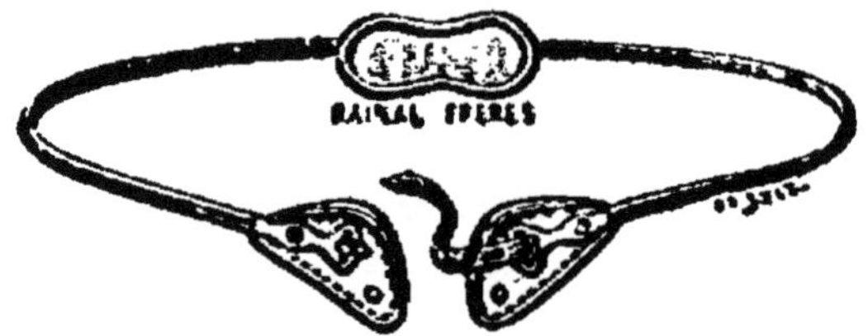

Fig. 31.
Bandage double léger, pelotes triangulaires, coussin postérieur unique.

couvrant à la fois les extrémités des deux ressorts. Il est dit *brisé*.

La figure 30, dit *bandage inguinal double imperceptible*, montre un bandage très léger avec ces deux coussins *séparés* en arrière.

Le bandage 31 montre un bandage du même ordre avec des pelotes plus triangulaires et un coussin postérieur *unique*.

La figure 32 montre un bandage double à pelotes triangulaires, à large coussin postérieur, avec ses deux sous-cuisses amovibles tel qu'il peut être supporté dans de bonnes conditions de pressions régulières pour ces hernies moyennes.

Ici, le bandage diffère aussi des précédents par plus de puissance du ressort. Celui-ci est très redressé en pincette comme dans le bandage anglais.

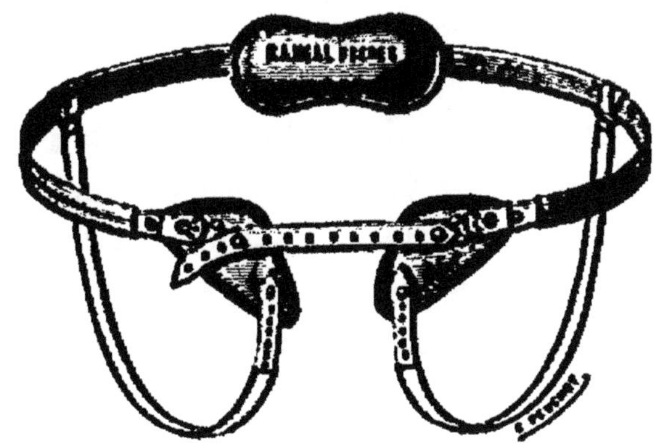

Fig. 32.
Bandage double fort, pelotes triangulaires un peu mobiles, ressorts très droits, sous-cuisses amovibles.

En outre et de façon à permettre un peu de jeu sans déplacement du bandage, les deux pelotes jouissent d'une certaine mobilité.

L'articulation des ressorts en arrière est aussi mobile sur le coussin, ce qui permet de donner plus de puissance en faisant supporter la pression.

Bandages pour hernies inguinales doubles difficiles.

Pour les hernies doubles plus difficiles à contenir, il faut des bandages plus puissants. Il peut arriver aussi que l'une des deux hernies soit beaucoup plus difficile à contenir que l'autre.

Les catalogues désignent ces hernies difficiles sous le vocable de scrotales.

En règle générale, les hernies descendues dans le scrotum sont plus difficiles à contenir que celles qui n'y parviennent pas. Mais il y a de grosses hernies qui ne descendent pas si bas et qui méritent le bandage dit scrotal.

Pour ces hernies difficiles, la pelote est plus volumineuse. Elle est triangulaire et porte une saillie angulaire, de la forme dite *à bec de corbin.*

La pelote est continue à un sous-cuisse.

Ce sous-cuisse est *fixé du côté opposé à la hernie contenue.*

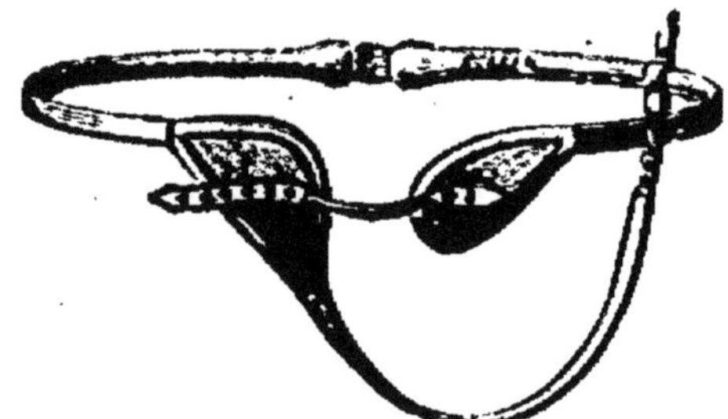

Fig. 33.
Bandage inguinal double, avec pelote à sous cuisse pour hernie scrotale droite.

La figure 33 montre un bandage de cette sorte brisé

en arrière, l'un des côtés est pour la hernie facile, l'autre pour la hernie difficile.

L'une des pelotes pour la hernie plus volumineuse à droite est à bec de corbin et à sous-cuisse, l'autre est elliptique.

Le bandage est brisé en arrière avec deux coussins.

En avant, la courroie est solide et bombée en son milieu pour passer en pont au-devant du pubis.

La figure 34 représente le bandage inverse.

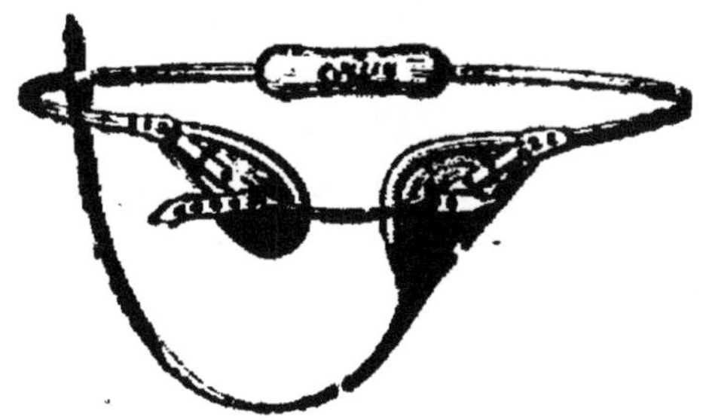

Fig. 34.
Bandage inguinal double à brisure, avec pelote à sous-cuisse pour hernie scrotale gauche.

Ici, les pelotes sont portées sur un collet mobile qui permet de les incliner, pour les ajuster à des hernies difficiles à retenir.

Le coussin en arrière est d'une seule pièce au-devant des extrémités des deux ressorts.

La figure suivante représente un bandage du même ordre, toutefois il est plus robuste encore.

Le bec de corbin de la pelote de droite est très accentué, ce qui est souvent bien nécessaire pour l'adapter à une hernie volumineuse qui, sous le moindre effort, échappe en bas. Cette forme de pelote est souvent la seule suffisamment puissante.

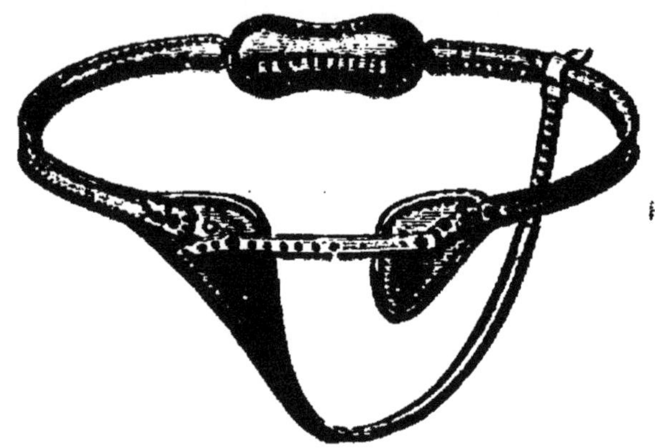

Fig. 35.
Bandage double pour hernie difficile à droite, pelote bec de corbin.

La seconde pelote sans sous-cuisse est aussi triangulaire et s'appliquera à une hernie moins volumineuse que celle de droite, mais déjà difficile à retenir.

Pour défendre l'épine dorsale en arrière de la pression énergique du bandage, le coussin est large d'une seule pièce et appuie sur un grande étendue de la colonne.

La figure 36 s'applique à un cas plus difficile encore, deux hernies également volumineuses peuvent se présenter.

Le bandage est double avec deux pelotes à bec de corbin et deux sous-cuisses fixes.

La jonction des deux ressorts en arrière est défendue par un large coussin, car un semblable bandage

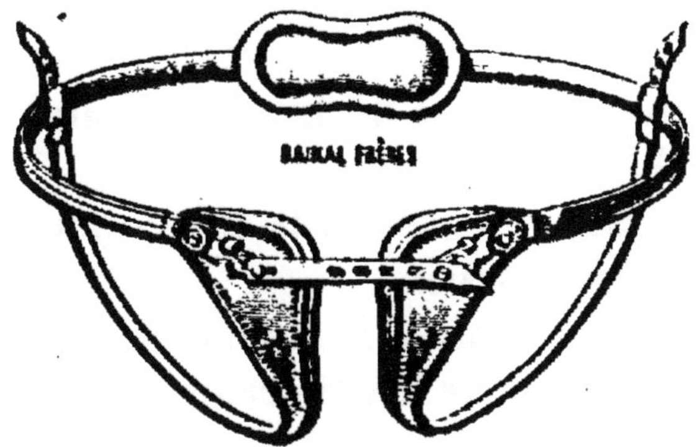

Fig. 36.
Bandage double à deux pelotes triangulaires bec de corbin, deux sous-cuisses continus.

nécessite de toute évidence une pression considérable.

Les deux figures suivantes méritent encore d'être étudiées.

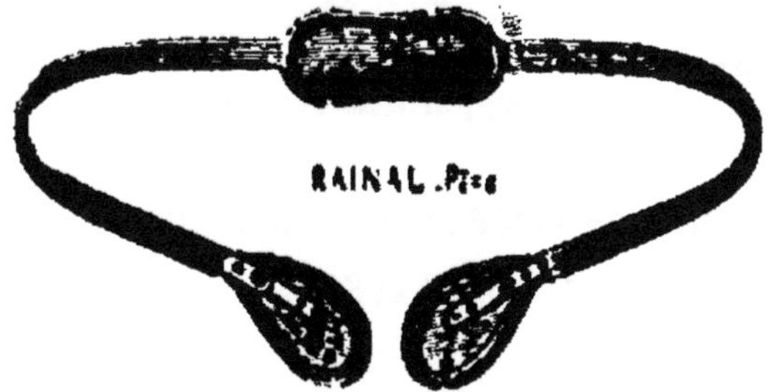

Fig. 37.
Bandage à deux pelotes ovalaires très saillantes pour sujets très gras.

Le numéro 37 montre un bandage pour sujets obèses.

Pelotes ovalaires extrêmement saillantes. Il faut que ces pelotes se perdent dans la graisse du sujet, sans déterminer une compression trop localisée, douloureuse et insuffisante.

La figure 38 montre un bandage crural à gauche et inguinal à droite.

Il est représenté sans sous-cuisse pour éviter la complication du dessin.

Mais il ne saurait être appliqué sans un sous-cuisse au moins pour le côté crural à gauche. Il est

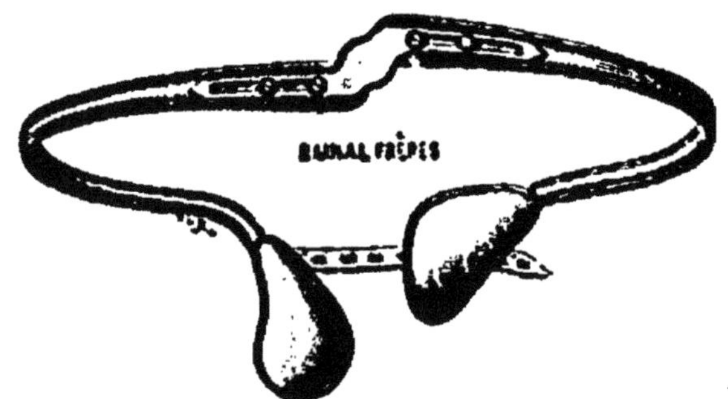

Fig. 38.
Bandage double crural et inguinal avec deux hauteurs d'appui différentes.

compliqué par la nécessité d'un appui sur le bassin à deux hauteurs différentes.

BANDAGE CRURAL FRANÇAIS.

Le bandage crural emprunte sa puissance à un ressort, mais le principe de son action diffère beaucoup de celui du bandage inguinal.

L'action du ressort au lieu de se faire sentir de dehors en dedans, doit se faire sentir de bas en haut et d'avant en arrière.

La coudure du collet du ressort donne cette direction à la force obtenue. (Figure 3, page 52.)

Mais la coudure du ressort serait impuissante à obtenir l'action en arrière, si le *sous-cuisse ne maintenait la pelote* par une traction sur la face postérieure de la cuisse.

Le sous-cuisse qui ne fait que consolider le bandage inguinal est *partie fondamentale dans le bandage crural.*

Le bandage crural peut être fabriqué avec un ressort aussi réduit que possible.

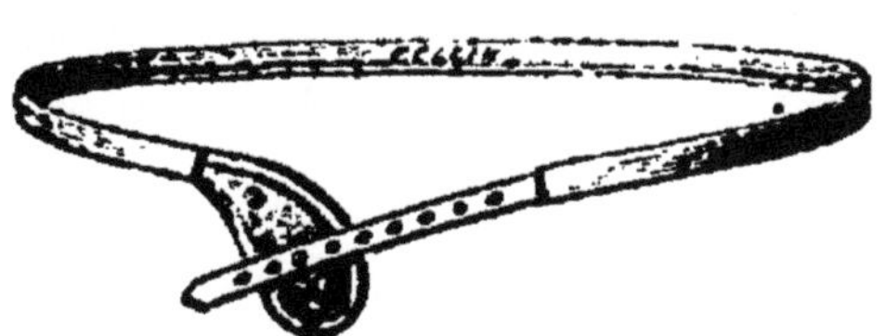

Fig. 39.
Bandage crural imperceptible.

C'est celui que les constructeurs désignent sous le nom de bandage crural imperceptible. (Figure 39.)

La pelote ovalaire est très rembourrée et le ressort reçoit une garniture longue et épaisse.

La figure 40 montre un bandage crural de volume et de puissance moyenne appliqué sur une hernie crurale gauche.

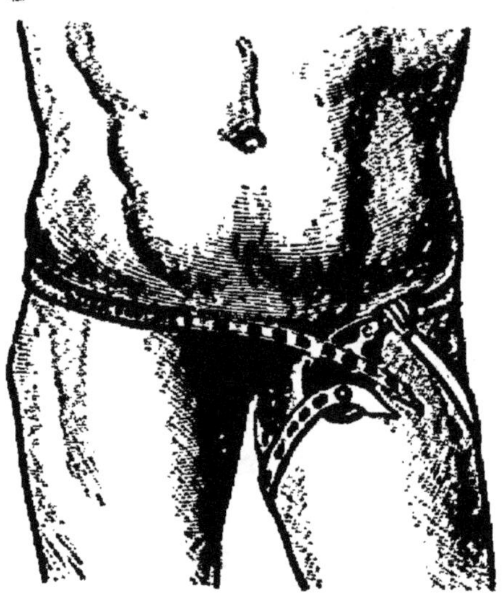

Fig. 40.
Bandage français crural gauche en avant, sous-cuisse.
Son mode de fixation.

On voit comment le sous-cuisse est fixé à la pelote immédiatement au collet du ressort d'une part, et d'autre part à une agrafe à la partie inférieure de la pelote.

Le sous-cuisse doit exercer toujours une certaine traction à laquelle le sujet doit s'habituer. Sa place est toute différente de celle du sous-cuisse pour bandage inguinal. Il doit être posé juste au-dessus de la pelote pour aller, après avoir tourné la fesse juste à la partie inférieure de la pelote.

En arrière, le ressort se place un peu plus bas que pour la hernie inguinale. On le fait affleurer à la *partie supérieure du sillon interfessier.*

Comme on le voit dans les deux types de bandages ci-dessus, c'est toujours à une pelote ovale que l'on

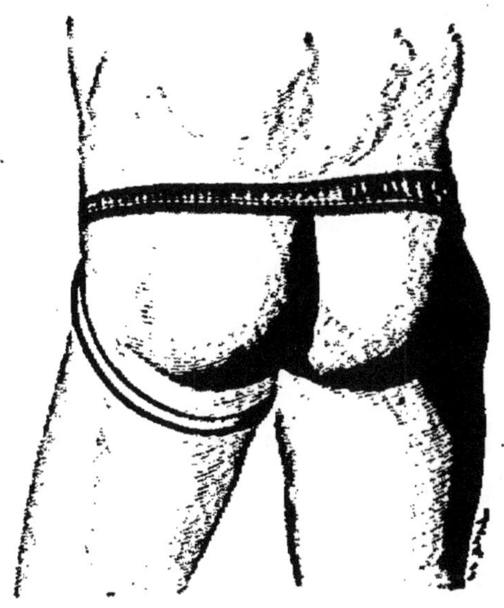

Fig. 41.
Bandage français crural gauche en place, face postérieure.

a recours pour le bandage crural. (Fig. 8 p. 58.) Il n'y a pour la hernie crurale aucune raison de donner la forme triangulaire et l'allongement de la pelote.

La figure 42 montre isolé le bandage crural tel qu'il est appliqué. C'est un bandage sensiblement plus puissant que celui de la première figure, sa garniture est plus épaisse mais le principe de construction est le même.

Pour certaines hernies crurales très difficiles à

contenir, on peut réussir en appliquant un bandage dont le ressort fait tout le tour du corps (11/12 du tour du corps) comme le bandage de Camper, tel est celui de la figure 43. Il a toujours une pelote de même forme.

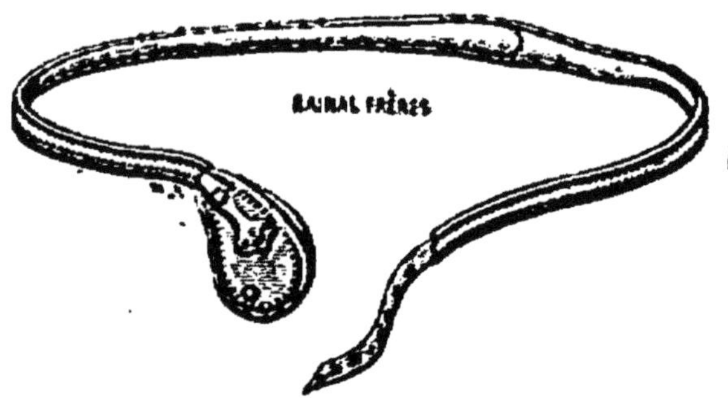

Fig. 42.
Bandage crural ordinaire.

Il doit subir moins de déplacement que le bandage ordinaire dont le ressort est beaucoup plus court puisque le ressort crural est nécessairement plus court que celui du bandage inguinal.

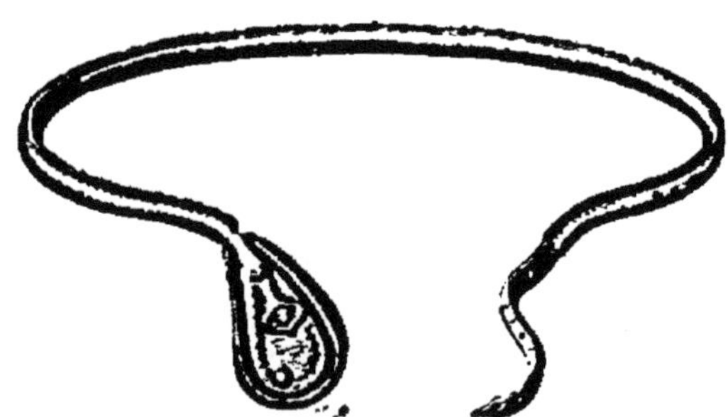

Fig. 43.
Bandage crural droit très fort avec ressort de Camper 11/12e.

La pelote est toujours de la même forme. Elle doit toujours être maintenue en place par un sous-cuisse qui n'est pas figuré là et qui se place exactement comme pour les autres formes de bandages.

La figure 44 représente un bandage double.

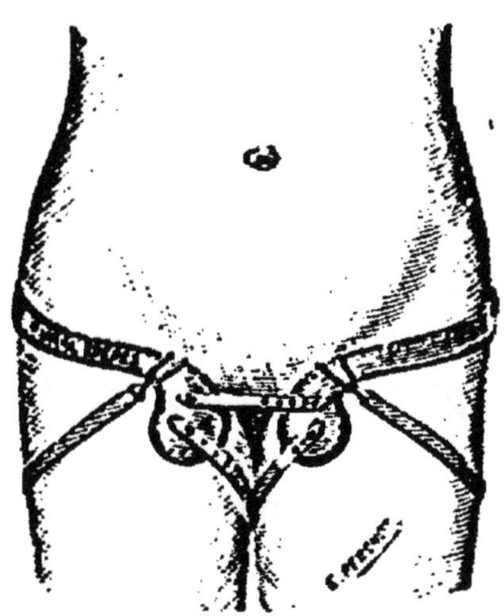

Fig. 44.
Bandage crural double avec ses deux sous-cuisse.

Celui-ci est construit sur les mêmes principes que tous les bandages doubles brisés en arrière.

Il y a un sous-cuisse de chaque côté et les pelotes sont jointes par une courroie.

Le bandage crural est beaucoup plus régulier de forme que le bandage inguinal. Dans les catalogues on ne trouve pas la multiplicité des formes que l'on trouve pour le bandage inguinal.

Le volume de la hernie, petit ou médiocre, dans la grande majorité des cas, fait que les pélotes ne sont pas très volumineuses.

Mais la pelote doit être bien rebondie pour remplir le creux sous-crural.

Le bandage crural est plus difficile à ajuster que le bandage inguinal.

Il est moins stable que lui.

Puis la pelote qui empiète sur la cuisse est plus gênante. Dans la flexion du corps, dans la position assise elle vient comprimer la région des vaisseaux.

Elle demande donc à être ajustée avec soin pour être tolérable. Un constructeur habile doit arriver à la modifier, à la raccourcir ou à la diminuer sur un côté pour l'adapter à certaines conformations spéciales.

Chez beaucoup de femmes obèses, la difficulté de l'application est très grande.

Nous avons réservé pour le dernier chapitre la différence de forme des bandages d'homme et de femme. Le bandage crural est habituellement un bandage de femme. Toutes les remarques que nous avons faites sont applicables surtout à la femme. (Voyez page 293.)

LE BANDAGE ANGLAIS

Le bandage anglais dont le principe est dû au mécanicien anglais Robert Salmon, a été si bien modifié et perfectionné par J. Wickham, qu'il est plus le bandage de ce dernier constructeur que celui de son inventeur primitif. Aussi, toutes les imitations imitent aujourd'hui le bandage de Wickham bien plus que le bandage de Salmon.

Nous avons donc pensé qu'on nous saurait gré pour l'iconographie de ce bandage de présenter toutes les figures qui appartiennent à M. Wickham, qu'il a utilisées dans une très intéressante brochure sur le bandage anglais et qu'il a bien voulu nous prêter (1).

Le bandage anglais typique pour la hernie inguinale est dans son essence constitué par un ressort elliptique que l'on peut comparer à une pincette dont l'une des branches serait beaucoup plus allongée. (Fig. 4 p. 53.)

Quand on écarte ce ressort, les deux extrémités se font face et ont tendance à revenir l'une contre l'autre.

Aux deux extrémités de ce ressort, deux pelotes : l'une pour le point d'appui postérieur, l'autre pour la compression de la région herniaire *sont mobiles* sur le ressort. Celui-ci peut jouer sur les deux pelotes

(1) Le bandage anglais, histoire et description chez Doin, 1900.

et ne doit appuyer sur la ceinture du bassin que par ces deux points d'appui des deux pelotes. Il ne touche au bassin en aucun autre point de son étendue.

Le numéro 45 est le bandage typique pour une hernie inguinale.

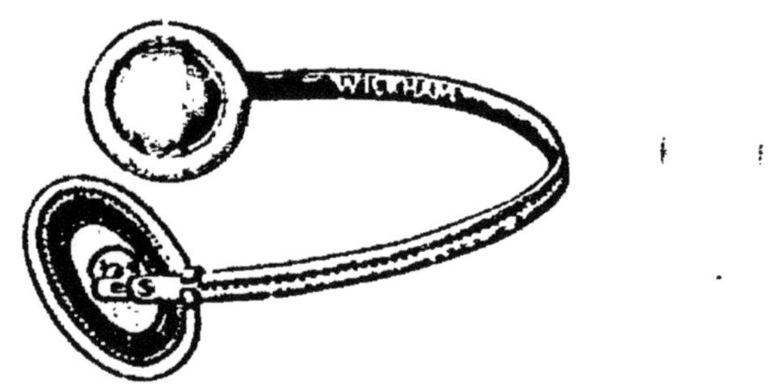

Fig. 45.
Bandage anglais, côté opposé de Wickham pour hernie inguinale droite.

Il présente un bandage destiné à une hernie inguinale droite.

Le bandage anglais typique s'applique sur le côté du corps opposé à la hernie, cela permet l'application d'une branche de ressort plus longue partant plus puissante.

On remarquera que ce bandage ne comporte ni sous-cuisse ni courroie pour compléter le tour du corps.

Il est loin d'en être toujours ainsi en pratique. Mais pourtant, c'est ainsi que théoriquement le bandage doit toujours tenir en place. La figure 45 montre un bandage inguinal droit sans courroie. Pelote ronde en arrière, pour l'assise postérieur, ovalaire sur le canal inguinal en avant.

La figure 46 montre un bandage inguinal côté opposé mis en place.

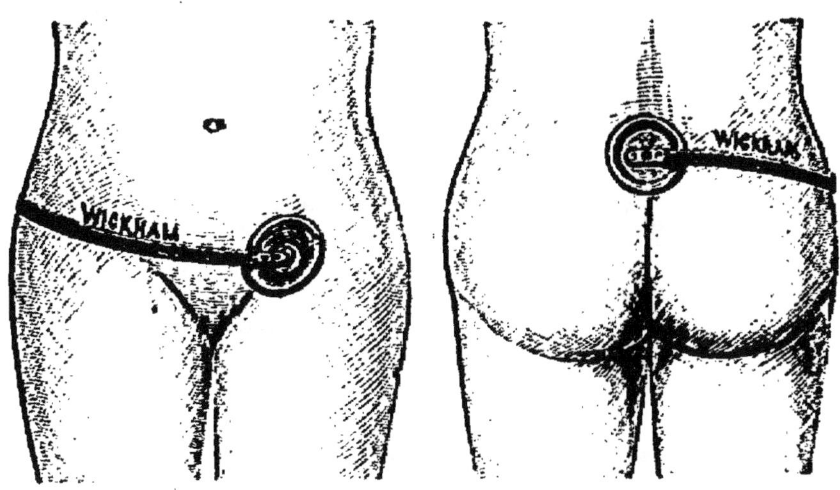

Fig. 46.
Bandage inguinal simple de Wickham appliqué pour le côté gauche, face et dos.

Il s'agit cette fois d'une hernie gauche.

Le bandage contourne le haut de la cuisse gaucno au-dessous de la crête iliaque droite.

La pelote inguinale est placée sur l'orifice externe du canal inguinal gauche.

En arrière, le bandage est vu autour du corps, au-dessus de la fesse droite.

La pelote qui prend point d'appui en arrière sur le sacrum est placée immédiatement au-dessus du sillon interfessier.

Pour compléter la description du bandage simple inguinal anglais, montrons les deux types suivants :

Le 47 qui montre le bandage de Wickham muni d'une courroie de réunion des pelotes.

En bon nombre de circonstances, la fixité de la pincette n'est pas suffisante et il est nécessaire de la compléter, de l'assurer par une courroie.

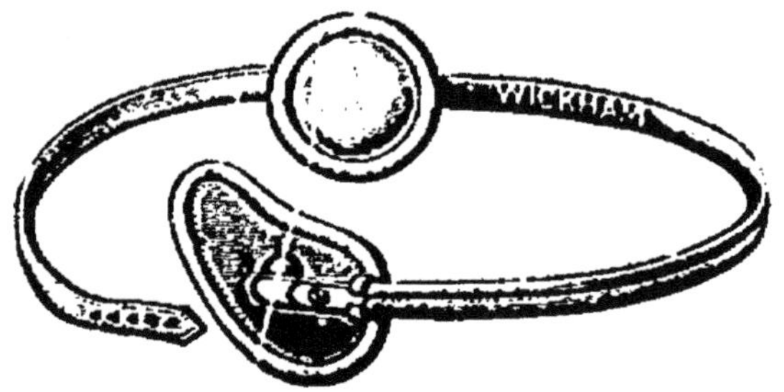

Fig. 47
Bandage anglais inguinal droit avec courroie.

Dans des circonstances plus difficiles encore, l'ingéniosité du constructeur s'est exercée pour assurer la contention par deux moyens spéciaux (figure 48).

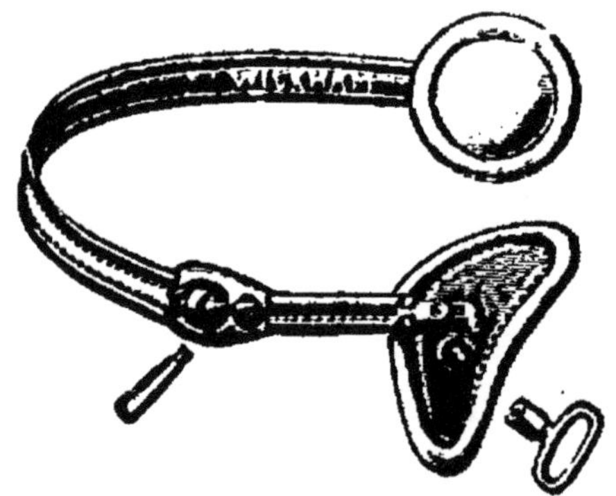

Fig. 48.
Bandage inguinal simple à ressort à vis de pression, à pelote, à brisure pour le côté gauche.

La pincette, le ressort séparé en deux, présente une vis de rappel qui permet de l'incliner de telle sorte que l'on augmente en réalité la puissance ou la tension du ressort.

La pelote elle-même est à brisure, ce qui lui permet de s'adapter aux différentes formes. Une vis de rappel modifie la forme de la plaque et l'adapte à l'orifice herniaire qu'elle comble ainsi.

Cette pelote à brisure a été souvent imitée dans des bandages d'autres types et a rendu de réels services.

Les dispositions que nous venons de signaler s'adaptent surtout aux cas de hernie inguinale unique et difficile.

***

Bandage inguinal double anglais.

Pour le bandage *inguinal double* même forme du ressort.

Même forme des pelotes antérieures libres sur le ressort.

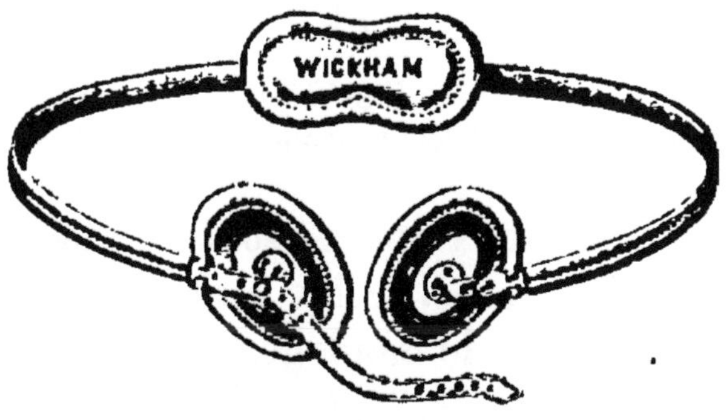

Fig. 49.
Bandage inguinal double anglais de Wickham.

Articulation des ressorts en arrière pour permettre la mobilité du ressort sur un coussin long et large, donnant un bon point d'appui.

Le ressort est bien encore en pincette, mais il est beaucoup plus court que le ressort pour hernie simple.

Aussi, ne tiendrait-il point en place sans une courroie réunissant les deux segments du bandage, figure 49.

La figure 50 nous montre le bandage double en place.

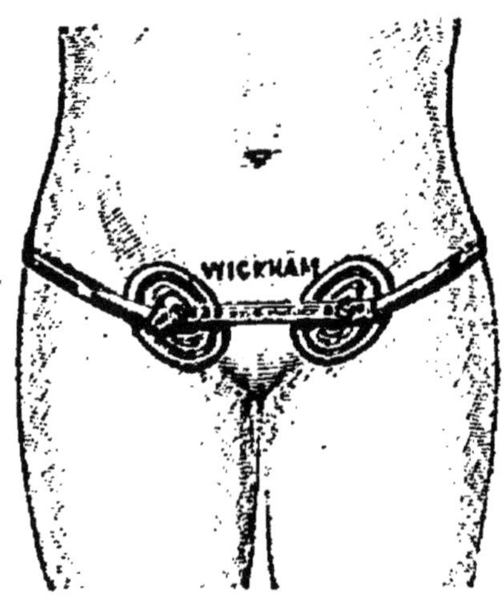

Fig. 50.
Bandage inguinal double appliqué. Face antérieure.

En avant, les deux pelotes sont en place sur l'orifice inguinal externe. Elles sont réunies par une courroie qui ferme le bandage. Celle-ci est de puissance un peu variable, légère chez un sujet normal, porte une partie métallique chez un sujet gras et fait tenir en place les pelotes plus ou moins vigoureusement.

En arrière, la pelote sur laquelle viennent s'articuler les deux segments de ressorts est bien appli-

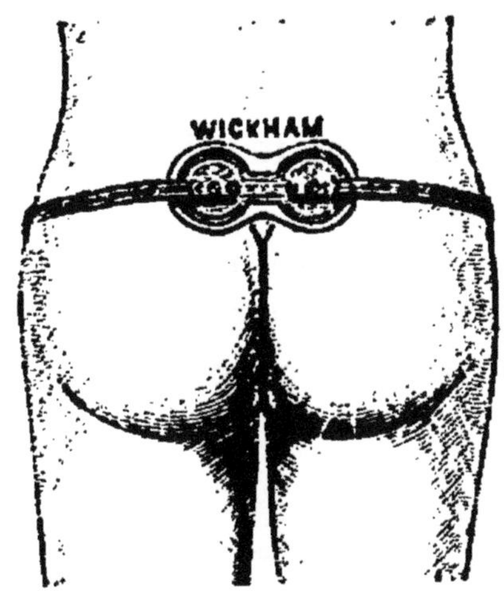

Fig. 51.
Bandage inguinal double, face dorsale.

quée sur le haut de la région sacrée postérieure, juste au-dessus du niveau du sillon interfessier (fig. 51).

Comme pour le précédent bandage, les ressorts tournent au-dessus de la crête iliaque sans toucher le bassin.

Bandage crural anglais.

Le bandage *crural anglais* de Wickham s'éloigne plus encore du type du bandage anglais primitif de Salmon.

Cette fois, même pour une seule hernie :

Le ressort occupe bien le côté de la hernie (il n'est pas côté opposé).

Le bandage ne peut tenir sans sous-cuisse.

Il ne peut tenir sans une courroie complétant la fermeture du bandage, figure 52.

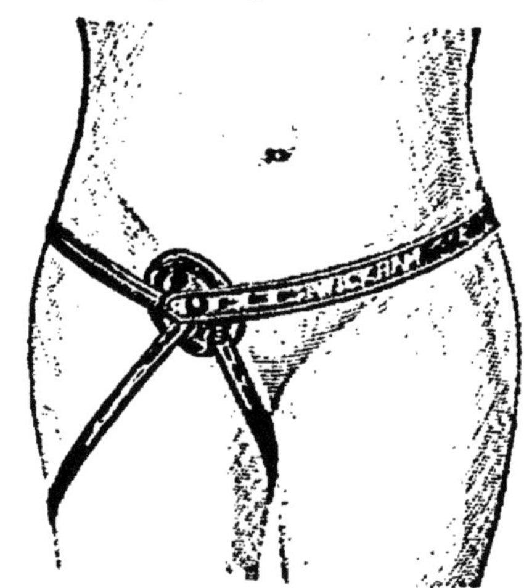

Fig. 52.
Bandage anglais crural simple droit, face.

Le ressort plus court conserve pourtant sa forme de pincette.

Placé un peu plus bas que le ressort inguinal, il contourne comme lui la racine de la cuisse.

Le sous-cuisse fixé d'une part au milieu de la pelote, va contourner au-dessous de la fesse puis revient s'insérer sur la pelote crurale à sa partie inférieure.

Cette pelote est mobile sur le ressort, mais elle doit être par le sous-cuisse maintenue invariablement au-dessous de l'arcade crurale à la partie interne de la cuisse.

Le point d'appui postérieur est pris au-dessus du sillon interfessier par une pelote arrondie qui est jointe à la pelote antérieure par une courroie.

L'examen de la figure montre comment la pelote maintenue en dehors par le ressort est fixée en bas

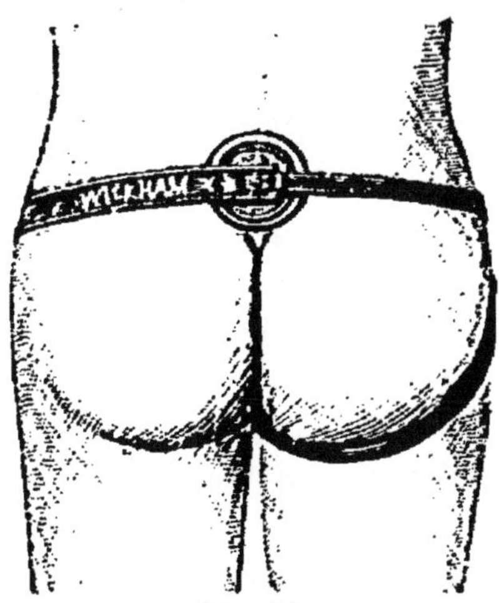

Fig. 53.
Bandage anglais crural simple appliqué pour le côté droit. Face et dos.

par le sous-cuisse (fig. 53) et en dedans par la courroie.

Sous cette triple action seulement, elle peut rester en place. Quand une de ces forces manque, la pelote reprend sa tendance au déplacement.

Bandage ombilical anglais.

Bien qu'il existe un bandage ombilical anglais de Wickham, bien que celui-ci soit encore fondé sur le principe du ressort à pincette, on ne peut dire qu'il diffère d'une façon fondamentale des autres bandages ombilicaux à ressort.

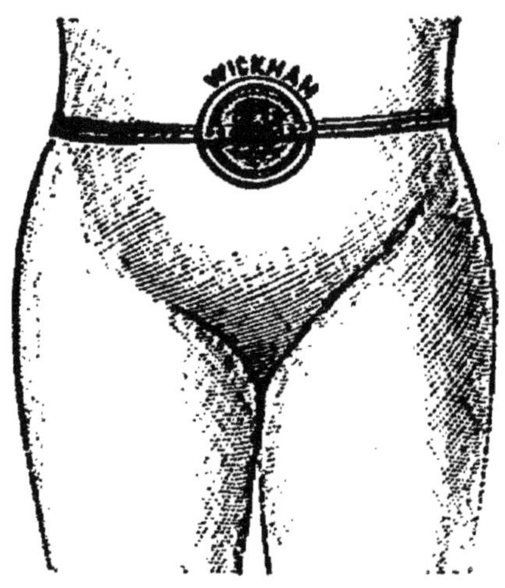

Fig. 51.
Bandage ombilical anglais à deux branches, face.

C'est que le bandage ombilical tel que nous le connaissons avait ce principe du ressort en pincette bien avant le bandage inguinal et c'est lui, bien certainement, qui a inspiré à Salmon l'idée d'appliquer le même principe à la hernie inguinale.

Que l'on examine la figure 54 et on verra que le bandage ombilical avec sa pelote antérieure mobile sur deux segments de ressorts en pincette avec deux coussins postérieurs et mobiles (fig. 55) réunis sur les deux côtés de la colonne vertébrale par une courroie qui les joint ne diffère en rien des bandages ombilicaux doubles, anciens ou modernes. (Voyez page 253.)

La pelote seule dans son profil et dans son mode

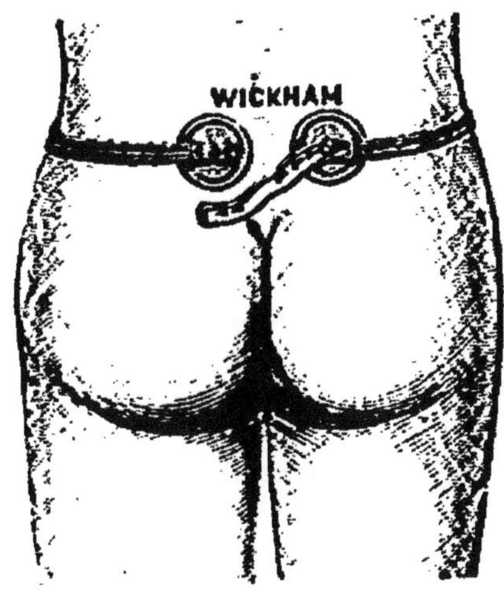

Fig. 55.
Bandage anglais ombilical à deux branches appliquées, dos.

d'articulation fait différer le bandage de ceux que nous avons décrits ailleurs (fig. 56).

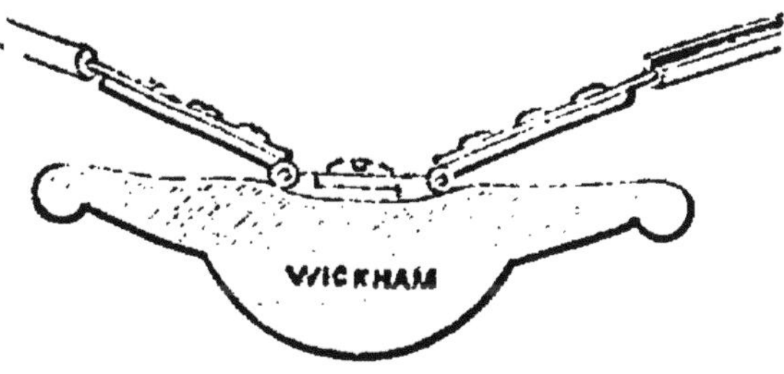

Fig. 56.
Profil de la pelote ombilicale montée sur les ressorts.

Un mode d'articulation spéciale sur les ressorts donne de l'élasticité.

La ceinture doit être placée horizontale, la pelote appuyant bien en avant au pourtour de la hernie, les coussins en arrière étant bien appuyés à la colonne vertébrale.

Le bandage anglais proprement dit est construit par d'autres constructeurs, mais beaucoup plus ra-

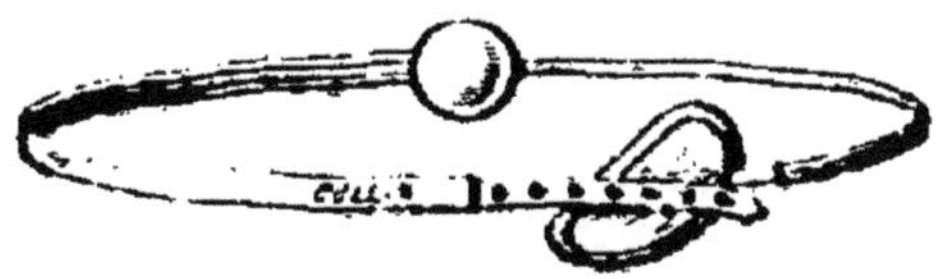

Fig. 57.
Bandage inguinal anglais pour hernie, droit, avec courroie.

rement que le bandage français et, pour la plupart d'entre eux il est bien loin d'être identique aux précédents.

On peut voir par exemple un bandage inguinal droit (figure 57), quoique le dessin montre mal le ressort bien plus long que la courroie. C'est un bandage inguinal droit côté opposé, mais il ne saurait tenir sans courroie.

Le bandage anglais n° 58 est encore plus loin de celui de Wickham, il a bien un ressort droit, est bien de côté opposé (hernie à gauche).

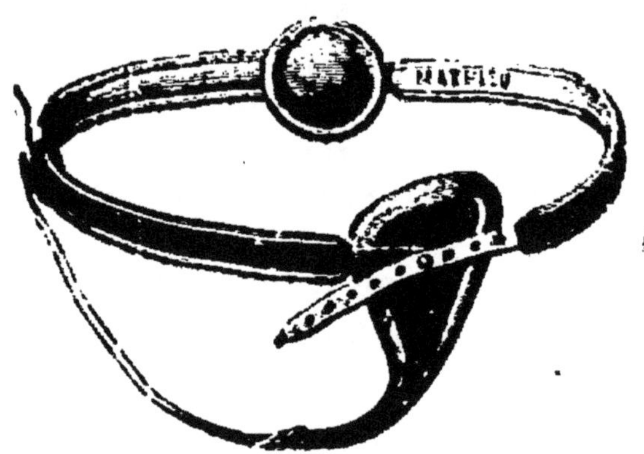

Fig. 58.
Bandage inguinal anglais gauche côté opposé.

Les deux pelotes sont mobiles sur le ressort. Mais le bandage a non seulement une courroie, mais un sous-cuisse.

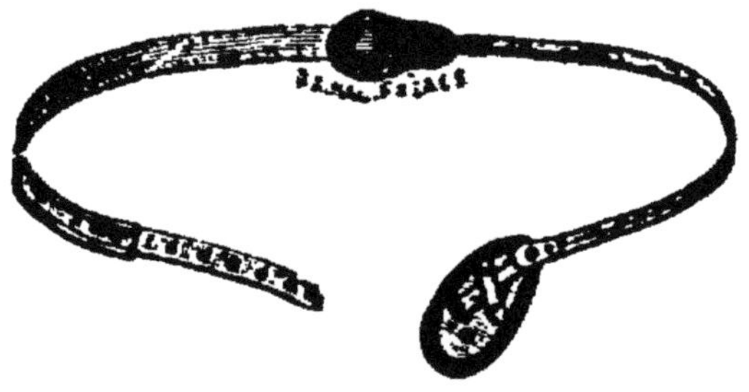

Fig. 59.
Bandage crural monté sur ressort anglais.

Le n° 59 indique encore une variante du bandage anglais. C'est un bandage crural avec ressort en pincette, avec pelote fixe, placée *du côté de la hernie.*

Comme tout bandage crural, celui-ci comporte un sous-cuisse qui n'est pas figuré ici. C'est un bandage assez doux pour hernie facile.

C'est un bandage qui rend des services chez l'homme.

Je n'ai cité ces exemples que l'on pourrait beaucoup multiplier que pour montrer comment on fait dévier bien des bandages du bandage anglais, mais qui en sont en somme fort différents des bandages types que nous avons décrits.

On ne saurait nier toutefois que si le bandage anglais proprement dit est bien moins employé que le bandage français, depuis les longues polémiques sur la matière, tous les ressorts du bandage français se sont assez redressés pour se rapprocher un peu du bandage anglais et lui emprunter un peu de son action plus directe.

C'est en cela surtout que l'influence du bandage anglais s'est fait sentir sur toute la construction moderne des bandages.

BANDAGES POUR HERNIES OMBILICALES DE L'ADULTE

Les bandages ombilicaux sont assez variés dans leurs formes.

Ils comprennent :

Des bandages à un ressort.

Des bandages à deux ressorts jumeaux.

Des bandages souples à ressorts sur la peloto.

Des bandages sans aucun ressort.

Bandage à un ressort.

Les bandages à un ressort peuvent être constitués

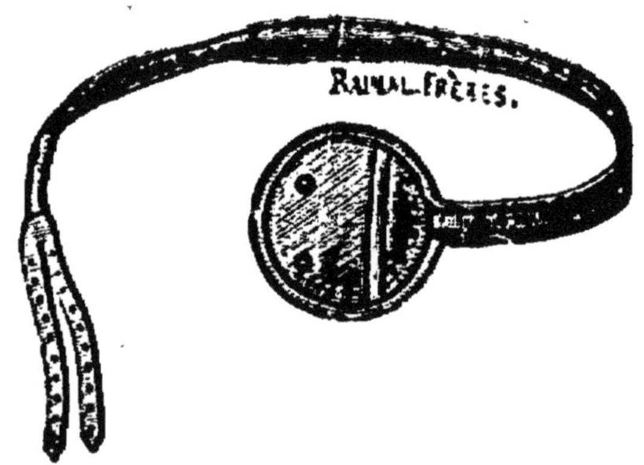

Fig. 60.
Bandage ombilical simple à ressort, demi-tour du corps.

comme le numéro 60, par un ressort qui fait la moitié du tour du corps et une courroie qui, double ou simple, peut venir se fixer sur une pelote arrondie qui occupe la partie antérieure du bandage.

En arrière, le bandage est coussiné au niveau de la colonne vertébrale et appuie directement sur la crête des apophyses épineuses.

En avant une plaque métallique arrondie est ordinairement vissée sur le ressort et porte une pelote ronde de saillie variable.

Ce modèle oscille et glisse facilement.

La pelote peut maintenir un peu la hernie sans être très large.

Un autre modèle un peu plus stable, plus résistant, n° 61, est constitué par un ressort qui fait tout le tour du corps comme celui du bandage de Camper pour la hernie inguinale. Une courroie double le fixe en avant sur la pelote.

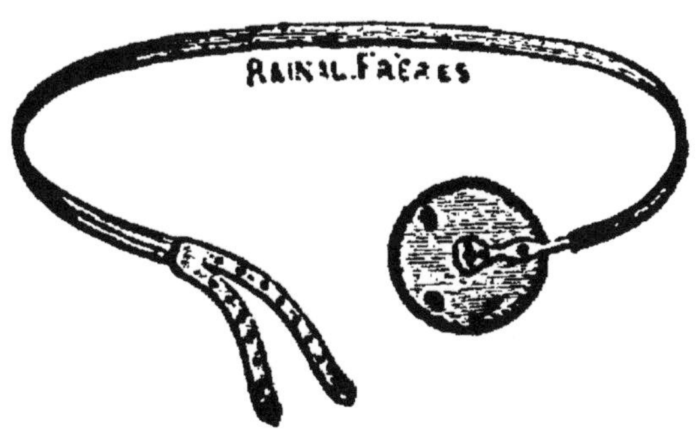

Fig. 61.
Bandage herniaire simple à ressort, *tout le tour du corps.*

En arrière, il appuie également sur la saillie des apophyses épineuses et sur la périphérie du corps.

Ces bandages ne peuvent s'appliquer qu'à des hernies petites ou de moyen volume très faciles à contenir. Ils se déplacent beaucoup. S'ils étaient très serrés, ils seraient très difficiles à supporter.

La pelote arrondie avec une saillie au milieu, soutient médiocrement la hernie. Cette pelote est souvent munie d'une saillie trop pointue pour ce bandage comme pour tous les bandages ombilicaux.

Elle a généralement trop de tendance à *pénétrer l'anneau herniaire* par sa saillie médiane.

Les bandages de cet ordre peuvent être considérés généralement comme très médiocres.

Les Bandages à deux ressorts.

Ce sont les plus communément employés et ceux qui sont susceptibles de contenir les hernies avec une exactitude relative.

Ici, deux ressorts forment chacun le demi-tour du corps. Ils viennent s'articuler en avant sur la pelote qui est libre en quelque sorte au bout des ressorts. Cela permet à la pelote de se maintenir mieux en place. Pendant les mouvements les ressorts suivant toutes les variations du développement de l'abdomen.

En arrière, le bandage appuie par deux coussins *non directement sur les apophyses épineuses*, mais sur les *gouttières vertébrales*.

La pression est là infiniment mieux supportée que celle qui agit directement sur la crête épineuse dans les bandages précédents.

Une courroie ferme le bandage en arrière.

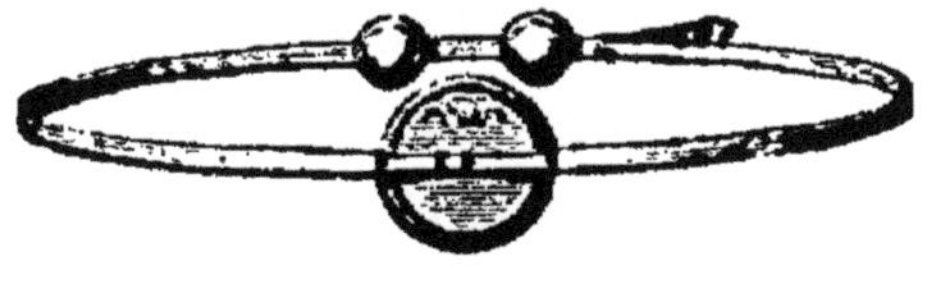

Fig. 62.
Bandage à deux ressorts articulés.

Tels sont les bandages de la figure 62 et de la figure 63.

On remarquera que pour ces appareils *comme pour les précédents*, le ressort a forcément, *comme celui du bandage anglais, la forme de pincette.*

Aussi, le bandage ombilical anglais de Wickham ne diffère pas en ce qui concerne les ressorts du ban-

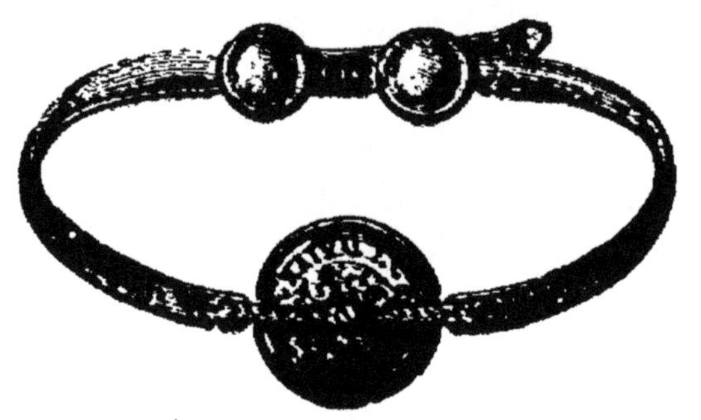

Fig. 63.
Bandage ombilical à deux ressorts jumeaux.

dage ombilical des autres constructeurs (figures 54 et 55, page 243).

Les bandages de cette forme sont ceux qui sont le plus employés pour contenir des hernies médiocres ou grosses. Pour rendre la contention plus exacte, les constructeurs ont une tendance à donner à la pelote la forme d'un mamelon dont une partie plus ou moins grosse pénètre dans l'anneau. (Fig. 62-64-65.)

Il peut y avoir là une erreur de construction. Il faudrait tendre à obtenir toujours des pelotes les moins saillantes qu'il se peut pour effondrer l'anneau le moins possible.

Les hernies ombilicales étant bien souvent tout à fait irréductibles, on sera obligé d'avoir recours souvent à des bandages du type commun avec une pelote creuse comme dans la figure 74. (Voir chapitre des hernies irréductibles, page 266.)

Bandages avec ressorts sur la pelote.

Ce bandage d'un type assez particulier a été construit dans le but de profiter de l'élasticité du ressort sans en avoir la dureté et la fatigue. C'est une combinaison d'un ressort partiel et d'une ceinture souple.

Les figures 64 et 65 montrent ce bandage qui porte le nom de Dolbeau.

On peut voir en A comment la pelote est arti-

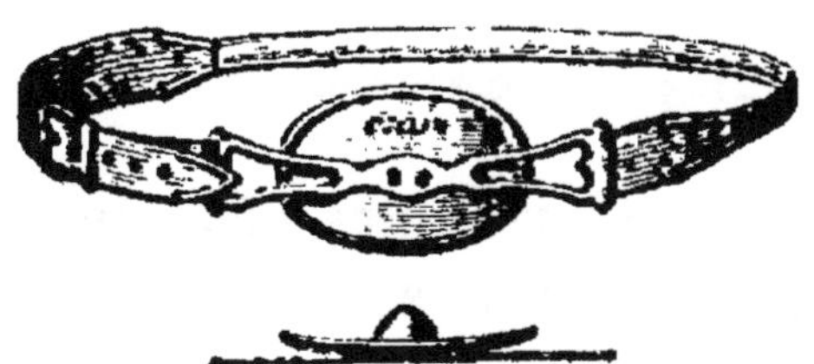

Fig. 64.
Bandage avec ressort de Dolbeau.

culée avec le ressort qui n'occupe ainsi que la partie antérieure du bandage et qui appuie directement sur la pelote.

Le reste du bandage en étoffe est de pression très douce. D'autres parties du bandage sont en cuir très souple et forment courroie. Lorsque cette courroie est serrée après mise en place du bandage, la tension du ressort se fait par cette pression. On la gradue très bien en suivant les sensations du sujet.

La pelote est toujours formée d'une saillie centrale au milieu d'un coussin plus applati.

Cette ceinture convient très bien à des hernies de médiocre développement, à des sujets très sensibles

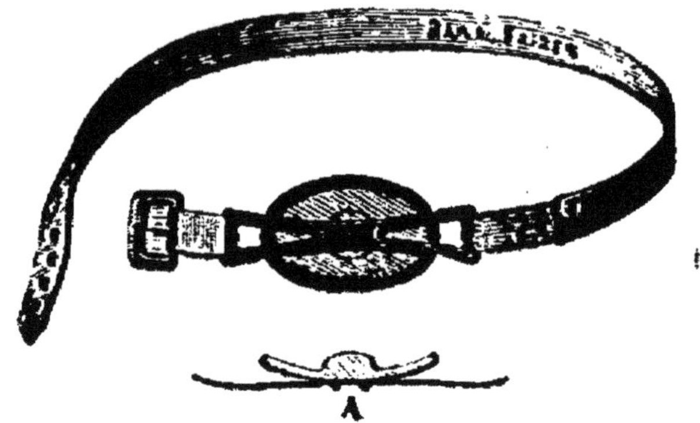

Fig. 65.
Bandage souple à ressort de Dolbeau.

supportant mal les machines gênantes.

On en peut obtenir un soulagement très apprécie par les sujets qui portent des hernies à opérer et qui ne peuvent ou ne veulent encore subir l'opération.

Elle soutient médiocrement la hernie, n'empêche guère son développement, mais reste facile à supporter.

Ces bandages ont été quelquefois appliqués avec succès à la hernie épigastrique.

Bandages ombilicaux sans ressorts et ceintures.

Il y a des sujets qui supportent difficilement les bandages ombilicaux à ressorts qui n'ont pourtant pas l'avantage d'être des soutiens francs et des protecteurs efficaces contre la progression de la hernie.

On peut leur appliquer des ceintures sans ressorts, portant une pelote adaptée à leur hernie.

Telle est la ceinture numéro 66, avec sa pelote 67.

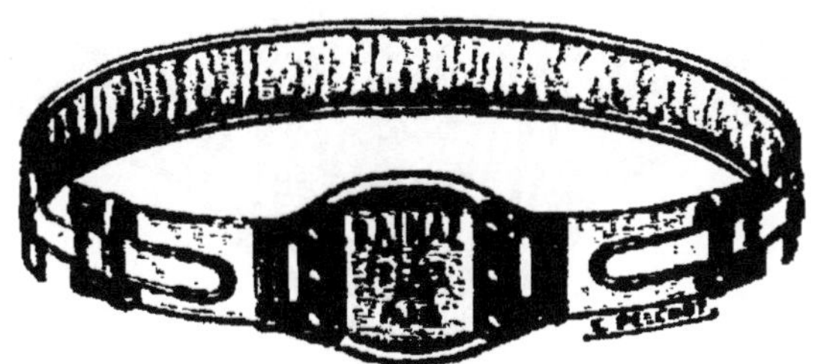

Fig. 66.
Bandage souple, sans ressort, avec pelote arrondie.

Ces appareils devraient être très généralisés.

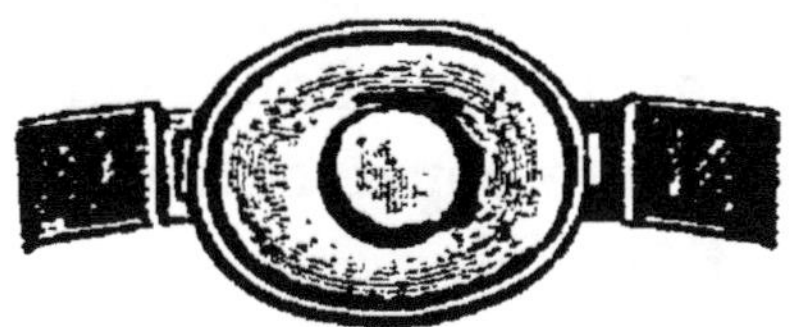

Fig. 67.
Pelote arrondie peu saillante du bandage précédent.

Ils soutiennent des ventres pesants et contiennent la hernie ni mieux ni plus mal que les bandages à ressorts. Ils sont plus faciles à supporter. On peut leur donner, comme au 66, la forme d'une ceinture étroite qui se boucle sur le côté.

Mais, parmi les nombreuses variétés de bandages souples, les plus utiles sont certainement celles qui prennent la forme des ceintures abdominales. La figure 68 donne une bonne idée de la manière

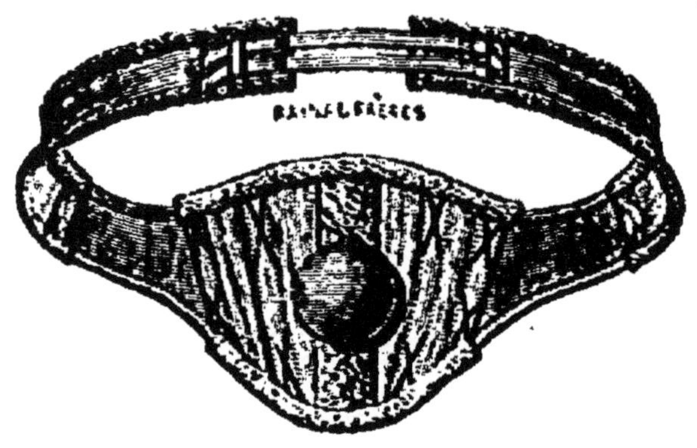

Fig. 68.
Ceinture à pelote ombilicale gonflée d'air pour hernie ombilicale de médiocre volume.

dont on peut adjoindre une pelote ordinaire à une ceinture souple, au lieu de l'annexer à un bandage à ressort. Ici, la pelote représentée est une pelote en caoutchouc gonflée d'air.

Toutefois, la pelote est ici trop saillante et il vaut mieux dans ces appareils ne jamais la faire aussi pénétrante. Le numéro 67 donne une autre forme de pelote non pénétrante.

Du reste, il y a une très grande variété de ceintures que l'on peut ajuster, soit pour la hernie ombilicale, soit pour les éventrations de toutes formes qui demandent les appareils de ce genre.

La figure 69 donne le dessin d'une ceinture de ce genre avec une pelote plate non saillante.

C'est un appareil ajustable à des cas divers suivant le volume et le diamètre de la pelote.

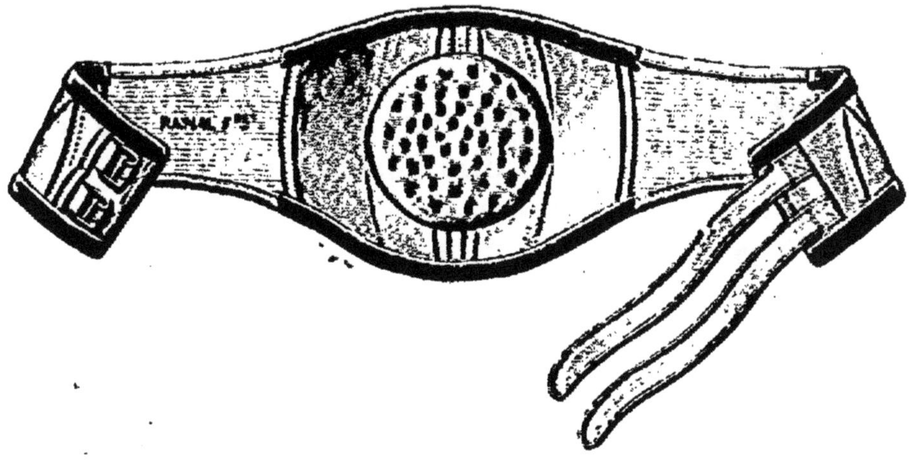

Fig. 69.
Ceinture avec pelote ombilicale étalée sans saillie en bouton.

Elle peut soutenir une hernie à large orifice, comme elle peut défendre la région d'une cicatrice après opération de cure radicale de hernie ombilicale ou d'éventration.

Le caractère commun de tous ces appareils qui les fait très souvent bien supérieurs en efficacités aux bandages ombilicaux proprements dits, c'est qu'ils soutiennent l'ensemble d'un ventre lourd et gras.

Aussi le médecin doit-il être très attentif à ce que ces ceintures *appliquent* sur les côtés, *sans replis*, *sans godets* où la graisse vient s'engager et effondrer la ceinture?

Le défaut commun à tous *ces appareils est d'être trop creux*, et le médecin ne peut s'en rendre compte qu'en examinant l'appareil successivement, la femme étant :

Couchée ;

Debout ;

Assise.

Il est difficile de les faire aller en pratique *sans sous-cuisses*, on peut dire impossible.

La question des sous-cuisses est un peu compliquée parce qu'il est difficile de les faire tolérer si

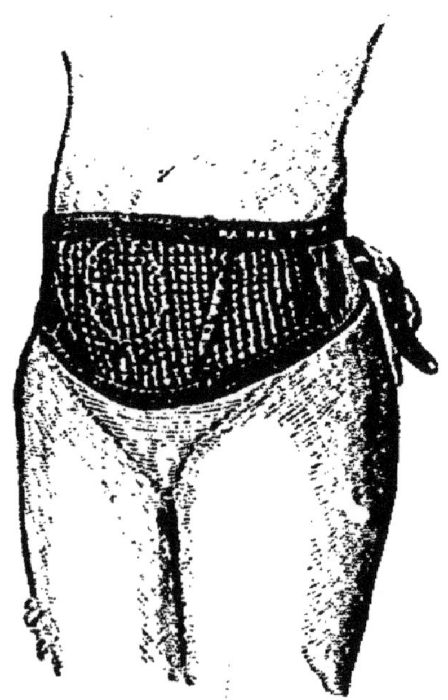

Fig. 70.
Ceinture avec pelote médiane pour hernie ombilicale ou pour le soutien d'une cicatrice.

on ne connait leurs variétés, en étoffe, en rubans plats, en tube de caoutchouc. La sensibilité des femmes est très variable et il faut souvent beaucoup d'attention pour les faire accepter.

Il faut remarquer aussi qu'il faut souvent aux femmes une accoutumance.

Ces réserves faites, j'ai vu quelquefois les constructeurs, avec un peu de patience, faire de ces ceintures de véritables chefs-d'œuvre.

J'ai vu les pauvres femmes si soulagées et soutenues par un appareil déterminé qu'elles ne voulaient plus quitter celui *qui avait été réussi.*

J'ai vu bien souvent le phénomène inverse, c'est-à-dire des femmes qui font faire des séries de ces ceintures ombilicales sans jamais réussir à trouver celle qui les soulage.

Il peut y avoir là une erreur due à ce que certaines femmes ne sauraient jamais être satisfaites. Mais il y a aussi là une faute commise par le médecin qui ne daigne pas s'occuper de corriger la construction du bandage. Souvent, il est vrai, il ne sait pas le faire. Avec un peu d'intelligence des nécessités physiologiques du ventre et des nécessités de la construction, il peut pourtant rendre de très réels services. Son intervention est surtout nécessaire parce qu'à côté des constructeurs, patrons des bandagistes, il y a des femmes contre-maîtres chargées de prendre les mesures et de faire des essais qui apportent ordinairement dans leur pratique un entêtement et une routine difficiles à imaginer quand on ne les a pas fréquentées.

Avec un peu de patience, du sens commun et la supériorité que vous donne une étude très générale et très scientifique des bandages, on arrive à leur faire modifier leurs pratiques défectueuses.

Mais il y a là un travail auquel le médecin est peu accoutumé, par conséquent trop ignorant pour intervenir, car on ne saurait improviser des plus petites choses.

BANDAGE
POUR LA HERNIE ÉPIGASTRIQUE.

On applique en général pour la hernie épigastrique un bandage *ombilical* léger ou de petit volume et bien souvent on ne lui trouve aucun bandage spécial.

Toutefois, nous pouvons montrer deux exemples de bandages ombilicaux légèrement modifiés.

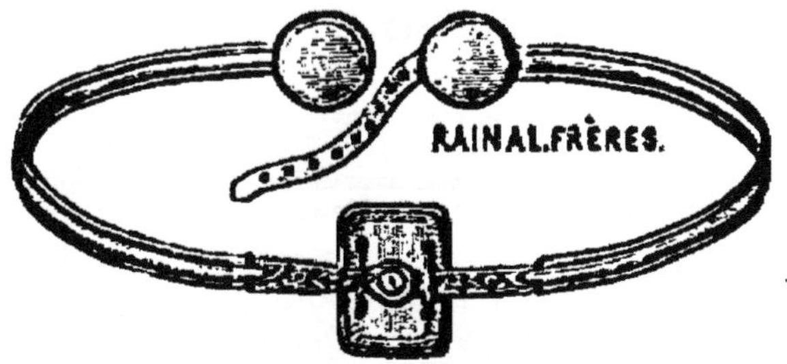

Fig. 71.
Bandage de hernie épigastrique à deux ressorts et à pelote rectangulaire.

La figure 71 représente un bandage à deux ressorts jumeaux. Les ressorts sont très légers.

L'appui est en arrière, des deux côtés de la colonne vertébrale, les courroies serrent en arrière.

La pelote est mobile.

On lui a donné une forme rectangulaire qui apporte à la ligne blanche un soutien un peu meilleur que celui de la pelote ronde. Cette pelote rectangulaire n'a, du reste, aucune saillie en bouton au niveau de la hernie.

Un bandage souple est figuré au 72.

Il est construit tout à fait suivant les mêmes principes que le précédent. La ceinture à deux courroies se ferme en avant.

Ici, la pelote est encore rectangulaire.

Quel que soit cet appareil, il est appliqué horizontal.

Si le *sac* de la hernie épigastrique est *encore réductible* avec son atmosphère graisseuse, l'appareil peut être efficace et supprimer quelquefois les douleurs et les vomissements.

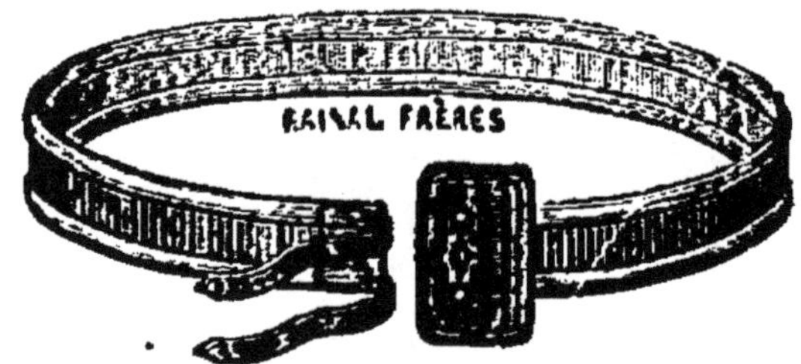

Fig. 72.
Ceinture souple pour hernie épigastrique avec pelote carrée.

Le plus souvent, il défend assez mal contre la réapparition de la hernie.

Si le sac et les masses graisseuses sont irréductibles, même léger et partant inefficace, il est le plus souvent tout à fait intolérable.

Le traitement palliatif est très difficile pour cette hernie.

BANDAGES
POUR HERNIES IRRÉDUCTIBLES.

De nombreux appareils ont été faits pour les hernies qui ne *peuvent être réduites*, ou dont une partie étant réduite une autre partie reste irréductible et plus ou moins saillante.

En ce cas, le bandage doit remplir les conditions d'une poche qui reçoit la partie saillante et n'exerce sur l'ensemble des parties qu'une compression très modérée, qui limite seulement leur expansion.

On fait des bandages dont la pelote est creuse au lieu d'être bombée. Cela permet de recevoir la saillie formée par la hernie.

Pour les hernies irréductibles, ce bandage peut être le seul non douloureux.

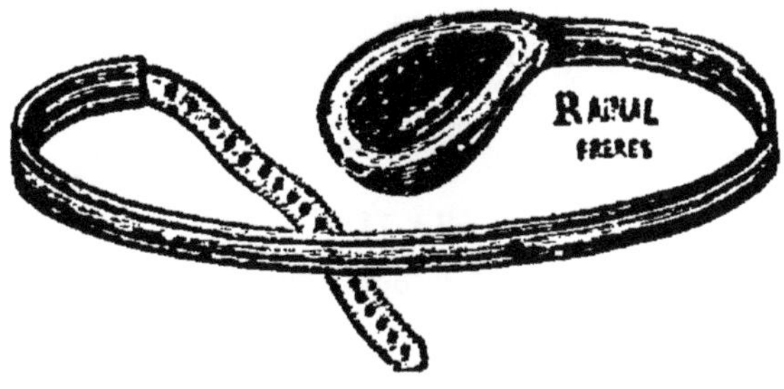

Fig. 73.
Bandage pour hernie inguinale irréductible.

La figure 73 représente un de ces bandages pour hernie inguinale.

Le même sera fait plus souvent pour la hernie crurale pour laquelle on rencontre bien plus souvent les adhérences irréductibles.

Il est facile, si la réduction se fait peu à peu sous l'influence du soutien constant, de combler aussi peu à peu cette cavité.

Ces appareils ont beaucoup perdu de leur importance parce qu'il faut admettre aujourd'hui *que toute hernie irréductible doit être opérée le plus tôt possible* si les conditions d'âge ou de santé générale le permettent.

La figure 74 représente la même disposition de la pelote appliquée à la hernie ombilicale.

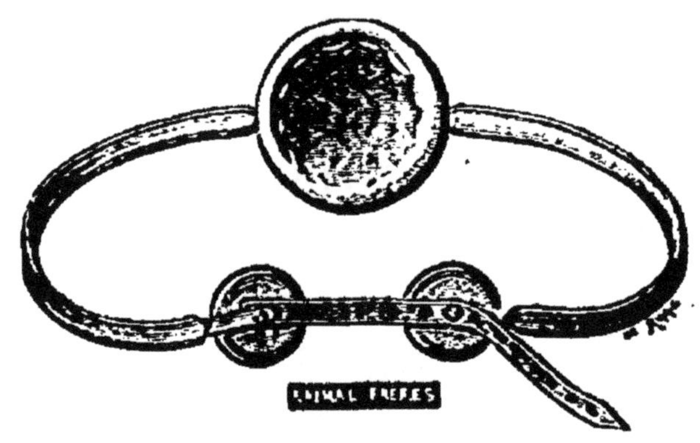

Fig. 74.
Bandage pour hernie ombilicale irréductible.

Je ferai remarquer toutefois que cette solution n'est pas la meilleure pour la hernie ombilicale irréductible.

Il vaut mieux, en pareil cas, employer une ceinture qui soutienne le ventre et soutienne en même temps la hernie irréductible. Plusieurs variétés de ces ceintures peuvent aussi être faites avec des pelotes creuses.

En se reportant au chapitre précédent relatif aux ceintures ombilicales on aura une bonne idée des appareils qui peuvent être conseillés pour la hernie ombilicale irréductible.

Mais on doit remarquer que bien que la hernie soit irréductible il n'est pas toujours utile qu'elle soit reçue dans une pelote creuse.

Avec une bonne ceinture soutenant tout l'ensemble du ventre, une pelote large presque plate, molle peut soutenir les parties herniées sans les blesser.

Cette compression légère de l'ensemble de la hernie peut même beaucoup soulager la malade et probablement dans une certaine mesure arrêter l'expansion de la hernie.

***

Enfin, on trouve des hernies inguinales *de volume énorme incoercibles* qu'il faut *soutenir* comme l'on peut. C'est pour ces sortes de hernies que l'on fait des suspensoirs plus ou moins rigides et solides, soit en étoffe, soit en peau.

Ce sont, bien entendu, des appareils toujours insuffisants qui doivent être adaptés à chaque cas comme un pis aller.

Quand on le voit sur le sujet, on constate qu'ils ne vont pas et ne peuvent pas aller très exactement, car ces hernies passent par des alternatives de gonflement et il leur faut un certain jeu pour être tolérables.

Certaines hernies sont si volumineuses et si lourdes que le suspensoir doit être soutenu par des bretelles qui prennent un point d'appui solide sur les épaules pour suspendre les parties tombantes.

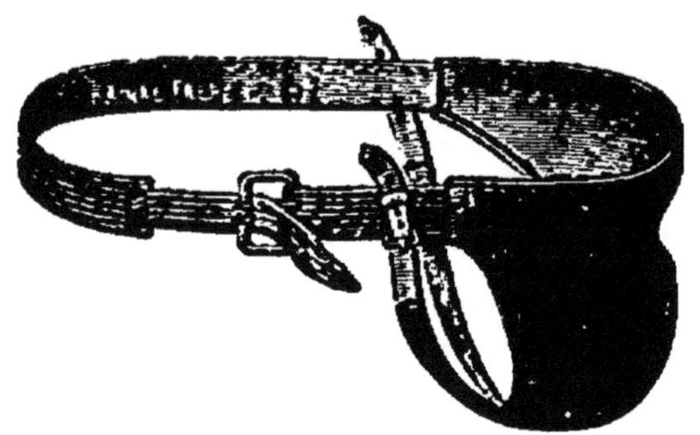

Fig. 75.
Suspensoir pour hernie inguinale simple ou double. irréductible ou incoercible.

La figure 75 donne un exemple d'un de ces suspensoirs pour hernie simple ou double.

Toutes les variétés de formes ou de dimensions peuvent être soutenues par des appareils de ce genre.

BANDAGES IMPERMÉABLES
DES TOUT JEUNES ENFANTS.
HERNIE INGUINALE.

Les bandages des tout jeunes enfants sont presque exclusivement des bandages en caoutchouc souple, d'une part, parce qu'ils sont continuellement mouillés et, d'autre part, parce que l'on craint que le jeune sujet ne puisse subir la pression continue du ressort et des pelotes d'une certaine consistance.

Bien que nous estimions, pour notre part, que le plus ordinairement, cette variété de bandage est absolument inutile dans cette première période, il faut tenir compte des habitudes prises et connaître ce matériel si fréquemment employé.

Il est toujours essentiellement composé de bandes en caoutchouc faisant ceinture, de sous-cuisses en caoutchouc (tubes) et de pelotes formées par des poches de caoutchouc rempli d'air.

Tous les catalogues les indiquent comme fabriqués de feuille anglaise, c'est-à-dire du caoutchouc le plus souple, et ne contenant pas d'excès de soufre qui le rend irritant.

Pour la hernie inguinale, la figure 76 montre un bandage avec deux pelotes qui sont jointes et qui comprîment à la fois la région inguinale et le pourtour du pubis qu'ils coiffent littéralement.

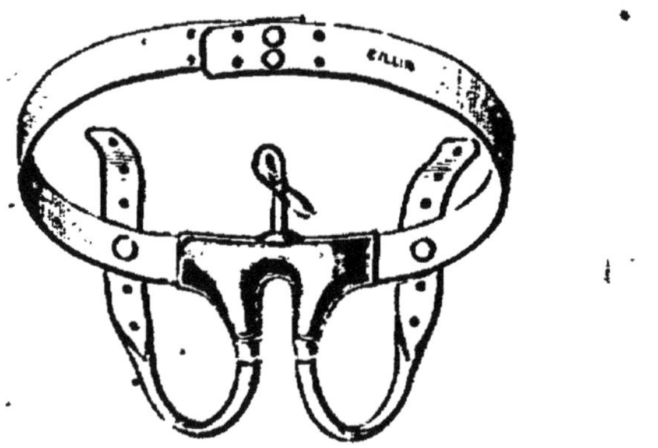

Fig. 76.
Bandage en caoutchouc pour enfant du premier âge.

Entre ces deux pelotes, un tube de caoutchouc permet de remplir les pelotes d'air pour exagérer leur

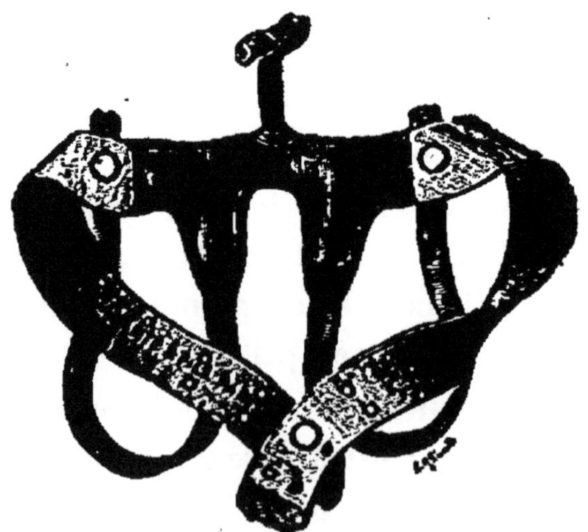

Fig. 77.
Bandage inguinal double en caoutchouc souple, pelotes insufflées, courroies très larges.

volume ou pour rétablir leur distension s'il y a eu perte du volume de la pelote.

La figure 77 donne un modèle sensiblement pareil au précédent et portant des sous-cuisses un peu plus larges.

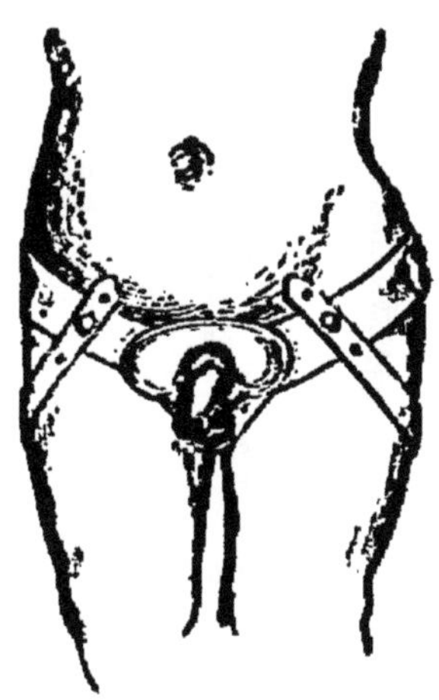

Fig. 78.
Bandage en caoutchouc souple à pelotes gonflées d'air, mis en place.

La figure 78 montre l'appareil appliqué avec ses sous-cuisses autour de la verge.

La pelote bigeminée est à cheval au-dessus de la verge.

Toute la région inguinale en même temps que la région pubienne est comprimée.

Le plus souvent, même en cas de hernie unilatérale, on emploie le bandage double.

Cependant on fait un modèle de ce bandage s'appliquant à un seul côté (figure 79).

Il est beaucoup moins employé quoi qu'il ne soit

ni plus ni moins efficace. Il est même peut-être un peu moins nuisible.

Les appareils de cette sorte ne peuvent guère être mis que pour empêcher une issue exagérée des hernies, car ils ne les contiennent pas du tout au véritable sens du mot.

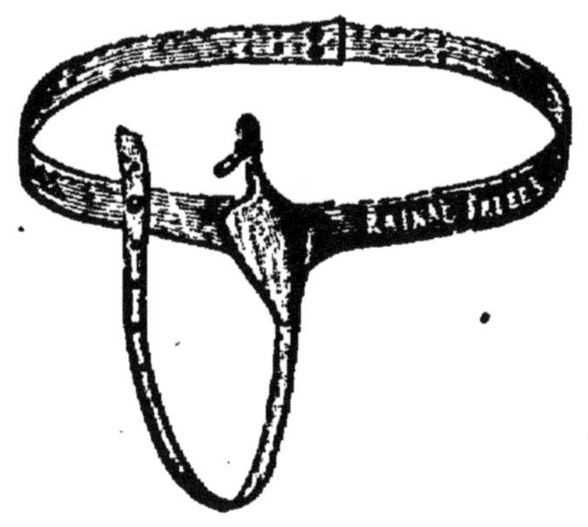

Fig. 79.
Bandage inguinal en caoutchouc souple unilatéral.

Ils demandent une surveillance extrême, car si le bandage ne s'infiltre pas d'humidité, il est néanmoins très irritant pour la peau comme tous les tissus de caoutchouc en contact avec elle.

Pour peu qu'on les serre un peu trop ils deviennent très aisément le point de départ d'ulcérations graves.

J'ai vu de jeunes enfants succomber aux complications cutanées déterminées par l'application de bandages de caoutchouc souple.

Lorsqu'il sont appliqués il faut les surveiller avec beaucoup d'attention, les supprimer temporairement aussitôt qu'ils déterminent une irritation locale et les remplacer définitivement par des bandages non imperméables aussitôt que faire se peut.

On peut aussi appliquer un bandage ordinaire recouvert de toile caoutchoutée. (Figure 80.)

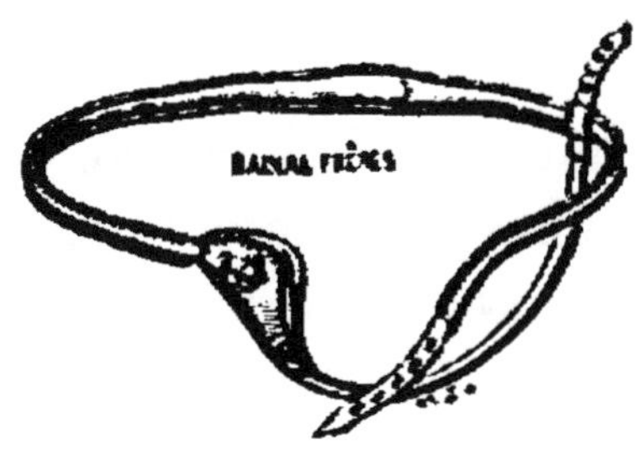

Fig. 80.

Ce bandage est déjà très supérieur aux bandages en feuille souple.

Ce bandage a sur le précédent l'avantage de pouvoir réellement contenir la hernie.

Il est unilatéral.

Il a bien une action irritante sur la peau parce qu'il est enveloppé de tissus tout à fait imperméables; mais cette action irritante est bien moindre que pour le précédent.

On conçoit qu'il doive avoir un ressort très doux et être très capitonné.

Jusque vers l'âge de dix-huit mois à deux ans, l'application des appareils, peu importante du reste, n'a point d'efficacité.

C'est vers cet âge que l'on peut commencer l'application régulière des bandages comparables à ceux que l'on emploie chez l'adulte.

BANDAGES CHEZ LES ENFANTS APRÈS DEUX ANS.

J'ai dit plus haut que le bandage pouvait être appliqué chez les enfants jusque vers l'âge de cinq à sept ans, pour permettre de les opérer dans les conditions d'âge le plus favorable.

Toutefois, le nombre de ceux qui, malgré nos avis, continueront à porter des bandages plus tard que cet âge est considérable.

Le bandage peut être identique à celui d'un adulte et seulement *un peu plus léger et moins fort.* (Figure 81.) C'est en quelque sorte une réduction du

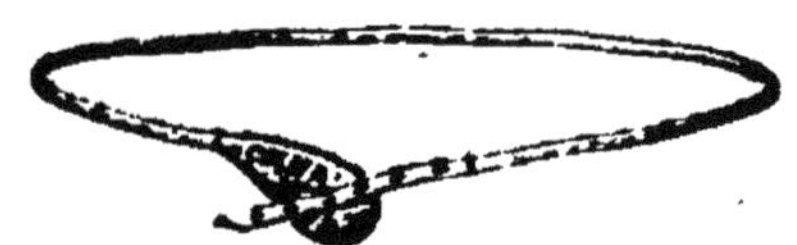

Fig. 81.
Bandage inguinal ordinaire pour enfant.

bandage imperceptible de l'adulte appliquée à l'enfant.

Mais il ne faut pas se dissimuler que même avec un sous-cuisse ordinaire la contention par ce bandage est le plus souvent insuffisante.

Non seulement l'enfant fait beaucoup de mouvements irréguliers, mais il a des parois peu résistantes, mauvais point d'appui pour le bandage, il est souvent plus gras proportionnellement que l'adulte.

Pour ces raisons, il y a lieu de lui faire porter des bandages dans lesquels la *pelote triangulaire et le*

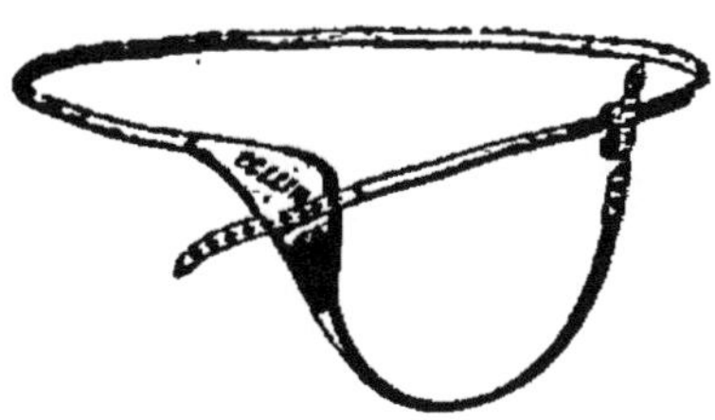

Fig. 82.
Bandage inguinal avec pelote, à sous-cuisse.

sous-cuisse continu à la pelote donnent une exactitude d'application satisfaisante.

Tels sont les bandages simple, figure 82 et double figure 83 qui ne diffèrent de ceux de l'adulte que par la moindre puissance du ressort et le moindre volume des pelotes et des garnitures.

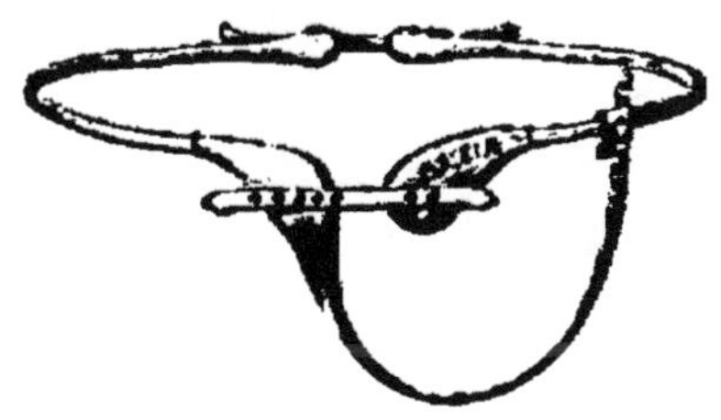

Fig. 83.
Bandage inguinal double, avec pelote, à sous-cuisse.

Les figures 84 et 85 représentent des bandages analogues avec des pelotes triangulaires, très allongées et des sous-cuisses.

Ce sont là les types de bandages à faire porter aux enfants.

La garniture en est épaisse, les pelotes sont relativement grandes et peu susceptibles de déplacement.

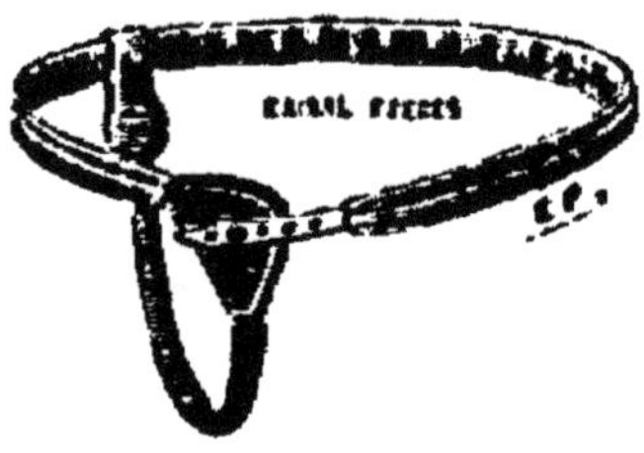

Fig. 84.
Bandage inguinal simple droit, à pelote triangulaire et sous-cuisse du même côté que la hernie.

Bien entendu, plus la hernie sera grosse et mieux cette forme de bandage sera indiquée, mais d'une manière générale, il n'y aura que cette forme qui donnera même pour des hernies moins volumineuses, une contention suffisante.

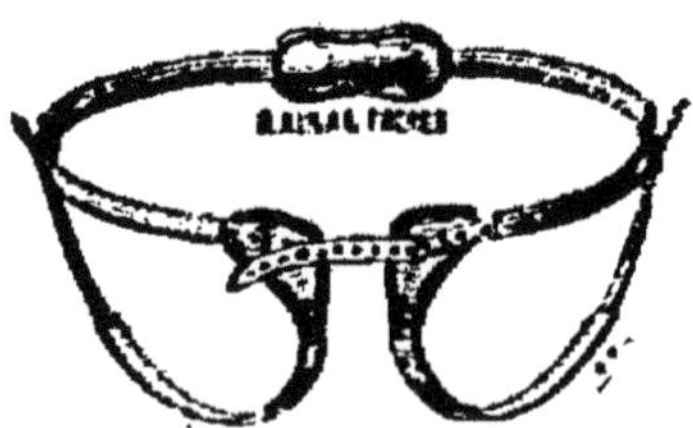

Fig. 85.
Bandage double à deux pelotes triangulaires et deux sous-cuisses du même côté.

Le sous-cuisse doit être fixé sur le ressort de façon à obtenir pour certaines hernies difficiles à contenir une fixité plus grande et une régularité, répartition plus égale d'un ressort puissant.

Il est souvent très difficile de bien ajuster un ressort sur un bassin dont les saillies sont mal accusées.

Pour y remédier on peut utiliser un ressort continu appliqué serré sur tout le pourtour du bassin. Le bandage avec ressort de Camper, faisant les onze douzièmes du tour du corps, peut rendre des services. (Bandage Rainal, figure 86.)

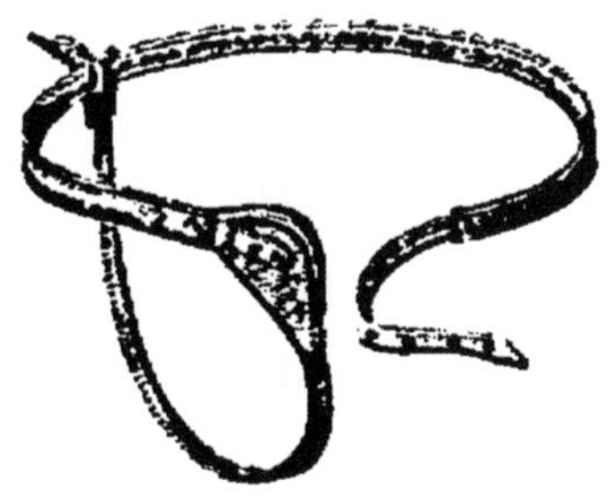

Fig. 86.
Bandage inguinal droit pour enfant avec ressort de Camper, sous-cuisse adhérent à la pelote, fixée en arrière sur le ressort du même côté que la hernie.

On trouvera l'occasion d'utiliser ce bandage chez les sujets dont la hernie file aisément sous une pelote qui se déplace trop.

Même chez des jeunes sujets, la facilité de sortie de hernie demande une application exacte et soutenue.

Pour tous ces bandages, la fixité est toujours meilleure quand le sous-cuisse est fixé sur le bandage au côté opposé à celui de la hernie. Mais chez les enfants qui s'agitent beaucoup et sont très gênés par la courroie qui passe au périné, il ne faut pas hésiter à une transaction et placer cette courroie du même côté comme dans les figures 84, 85, 86.

Quel que soit le modèle choisi, il faut que les bandages d'enfants aient des pelotes relativement larges et douces.

Il faut que les parents soient bien prévenus de la nécessité de faire voir souvent au bandagiste et au médecin le bandage.

Avec le grandissement, avec la négligence et la malpropreté naturelle à l'enfant, un bandage doit être souvent renouvelé, sans cela il est souvent beaucoup plus nuisible qu'utile.

Cette observation justifie la pratique que nous suivons vis-à-vis des enfants. Nous estimons qu'après 6 à 8 ans il n'y a plus d'intérêt à leur faire porter de bandage. Tarder à les opérer, c'est leur faire subir un traitement inutile et réellement coûteux si on veut qu'il soit sans inconvénients.

BANDAGES
POUR HERNIES INGUINALES
avec
ECTOPIE TESTICULAIRE.

Le traitement de l'ectopie testiculaire compliquant une hernie a été l'objet de beaucoup de sollicitude de la part des médecins et des bandagistes. Ceux-ci ont déployé beaucoup d'ingéniosité pour favoriser la descente du testicule et entraver la formation de la hernie.

Ce traitement, au contraire, selon moi, doit être réduit à une formule purement négative. C'est-à-dire que la descente du testicule doit être laissée à elle-même.

Je préfère, pour ma part, qu'une *hernie se développe avec l'ectopie* parce qu'elle donne la meilleure chance pour que cette descente du testicule s'effectue complètement.

La cure radicale de la hernie, le testicule *étant bien dans les bourses*, se fera avec une bonne *position du testicule.*

Si la hernie est retenue, le testicule descendra mal.

La descente *artificielle* ne donnera pas constamment les résultats que donnerait la descente *spontanée,* suivie d'une bonne cure radicale de la hernie.

Cependant, après avoir surveillé le développement

du sujet, il ne faut point attendre un âge trop avancé pour éviter les inconvénients d'une rétention prolongée.

Toujours cette opération pour la descente artificielle du testicule donnera des résultats d'autant meilleurs qu'on aura moins arrêté la hernie.

L'opération s'impose, soit que le testicule s'arrête, soit qu'il descende mal.

Elle s'impose surtout si le testicule est douloureux.

Enfin, tout testicule en ectopie après 12 à 15 ans, devrait être l'objet d'une opération, parce qu'après cet âge le testicule ne descend presque jamais spontanément.

***

Cependant, cette pratique vraiment chirurgicale n'est point régulièrement adoptée.

On continue à faire beaucoup de bandages pour *favoriser* cette descente du testicule en *protégeant* le sujet contre le développement de la hernie.

Il faut connaître ces appareils très ingénieux.

Leur principe est toujours le même, mais avec des modes d'application assez différents.

Une pelote comprime au-dessus du testicule la région herniaire de façon *à oblitérer le canal inguinal sans comprimer le testicule.*

A sa partie inférieure, la pelote est taillée en fourche pour ne pas faire porter sur le testicule la même pression que sur la hernie. L'angle de cette fourche est matelassé en saillie de façon à pousser en bas en quelque sorte le testicule qui manque à descendre.

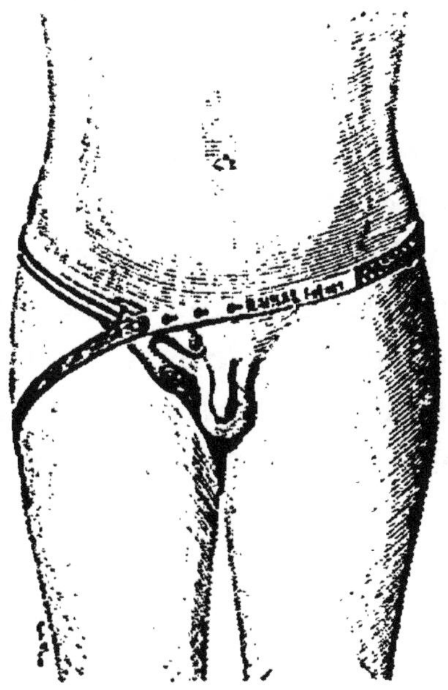

Fig. 87.
Bandage de Rainal pour hernie inguinale avec ectopie testiculaire, fourche très profonde.

La figure 87 représente le bandage mis en place et maintenu par un sous-cuisse qui est habituelle-

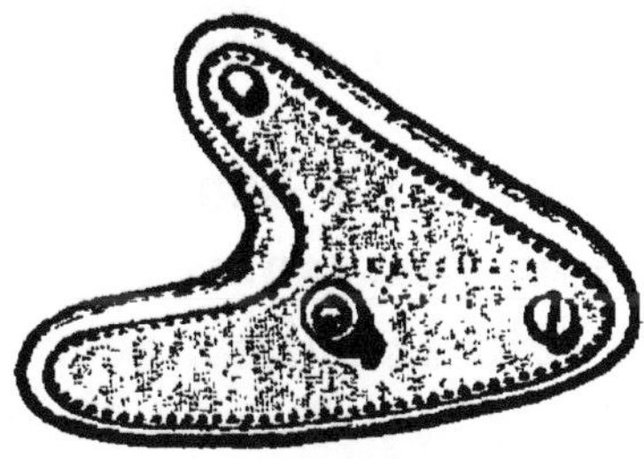

Fig. 88.
Pelote en fourche profonde du bandage précédent.

ment nécessaire, parce que les bandages de cette sorte ont grande tendance à se déplacer. Or, le déplacement de la pelote, d'une part, lui fait perdre tous ses avantages et, d'autre part, peut rendre son action très douloureuse en lui permettant de peser sur le testicule.

La pelote est en fourche profonde comme elle est représentée figure 88. Une agrafe sur la branche inférieure permet de fixer le sous-cuisse qui, d'autre part, s'accroche vers le milieu de la pelote au même tenon que la courroie de fermeture. Cette large ouverture qui permet de recevoir le testicule entre les branches est plus rarement employée.

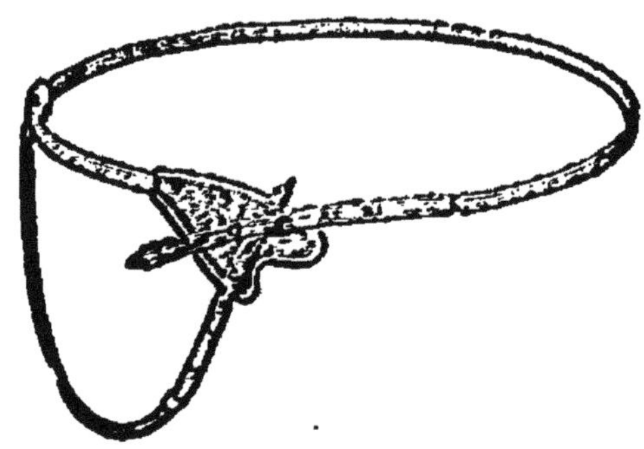

Fig. 89.
Bandage de Mathieu, en fourche pour ectopie testiculaire, fourche modérément profonde.

La figure 89 montre un bandage de même sorte avec une fourche un peu moins ouverte et un sous-cuisse moins serré sur la cuisse, accroché sur le ressort d'une part et sur la pelote de l'autre.

Ce bandage est d'un usage plus commun.

La figure 90 représente le bandage testiculaire de Wickham. Ce bandage est d'un type assez compliqué.

Pour donner au bandage anglais la fixité nécessaire toujours difficile à obtenir chez un jeune sujet, on a adopté un type absolument semblable à celui du bandage anglais double.

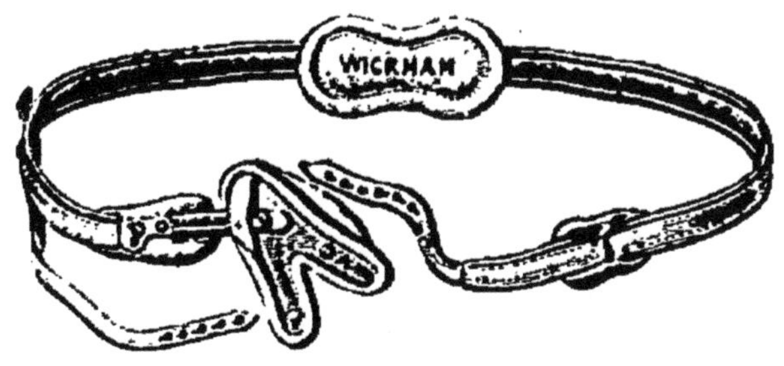

Fig. 90.
Bandage testiculaire de Wickham. Ressort à inclinaison variable. Plaque à fourche interne mobile.

Le ressort *du côté malade seul* porte une pelote.

Le ressort du côté sain part de la pelote du dos, contourne la hanche et s'arrête au pli de l'aine pour se continuer sous forme de patte jusqu'à la vis centrale de la patte de la pelote antérieure en fourche.

Du côté malade (car ici le ressort actif est du côté malade), un collet ajouté à la pelote la fixe au ressort.

Cette pelote peut être inclinée sur ce ressort. On peut modifier sa situation.

En outre, la fourche au moyen d'une vis peut être plus ouverte ou plus fermée suivant qu'on en trouve l'indication dans le progrès en bas du testicule ou dans sa tendance à remonter.

On peut suivre le testicule.

L'appareil, dont les ressorts sont toujours les ressorts anglais en pincette, est maintenu en place à l'aide d'un sous-cuisse du même côté qui se fixe en dehors sur le ressort et en dedans sur la pelote après avoir contourné la cuisse en arrière.

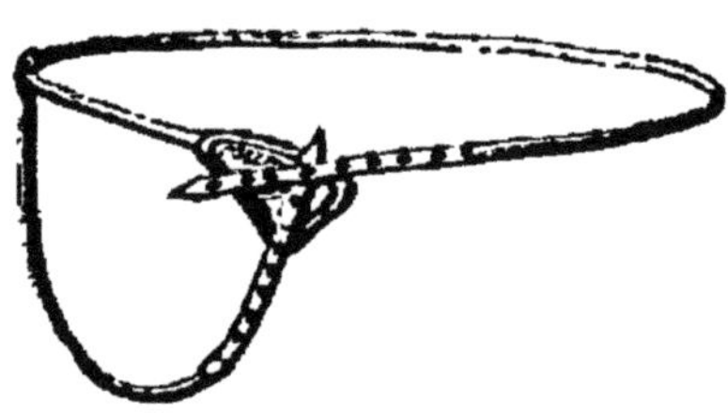

Fig. 91.
Bandage de Collin pour faire descendre le testicule et maintenir la hernie inguinale.

Le numéro 91, bandage en fourche de Collin, répond à une idée théorique un peu différente de celle qui a guidé pour la construction des autres bandages.

M. Collin pense que l'on n'a pas une bonne action sur le testicule *en l'entourant* par les éléments de la pelote.

Il échancre seulement un peu celle-ci pour lui permettre d'accrocher en quelque sorte le testicule, *de le pousser* en même temps que l'on comprime la région inguinale.

Il a obtenu de ce dispositif des résultats supérieurs à ceux qu'il avait obtenus avec une fourche plus accentuée.

Il pense que ce bandage qui pousse le testicule donne de meilleurs résultats que celui qui l'enveloppe.

Pour en obtenir une bonne action, alors que le testicule a subi déjà un certain abaissement, il faut ajuster un autre bandage nouveau qui profite des résultats acquis par le premier en le poussant un peu plus énergiquement en bas.

Il ne faut pas oublier, comme nous l'avons dit, du reste, que chez les enfants les bandages doivent être renouvelés aussi souvent que leur croissance en donne l'indication, c'est-à-dire très fréquemment. Cela est plus nécessaire pour ce bandage-ci que pour les autres, parce qu'il doit suivre exactement le développement de l'enfant.

Les bandagistes ont tant de confiance dans l'efficacité de ce bandage qu'ils conseillent de le porter même la nuit.

Pour des raisons d'insuccès et pour d'autres raisons encore (nervosisme des sujets), j'estime que la recherche de ces résultats n'est ni rationnelle ni souhaitable et que c'est un supplice bien inutile à infliger.

BANDAGES DE HERNIE OMBILICALE POUR LES TRÈS JEUNES ENFANTS.

Nous l'avons dit au chapitre des bandages, on ne devrait jamais appliquer un véritable bandage sur la hernie ombilicale des petits enfants, ou pour mieux dire, ce bandage devrait toujours être une bande placée extemporanément avec un petit coussin sans saillie (ne pénétrant pas l'anneau), ou, si on veut, un bandage construit par un orthopédiste, une ceinture très simple avec un coussin plat rond ou carré, mais mou, non saillant, non pénétrant.

Mais longtemps encore on appliquera des bandages et surtout des bandages en caoutchouc.

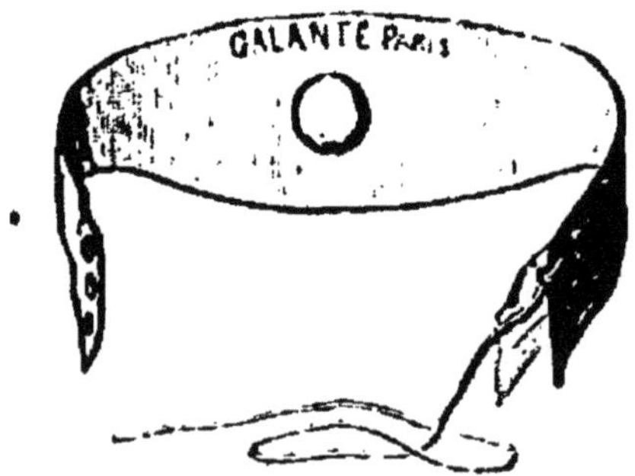

Fig. 92.
Bandage ombilical de caoutchouc souple avec pelote gonflée d'air et lacet par derrière.

Comme ceux mis sur les hernies inguinales, on les fait *en feuille anglaise*. Ils sont formés d'une bande de caoutchouc au milieu de laquelle est une petite pelote remplie d'air.

Voici trois modèles de ce petit appareil :

La figure 92 le représente, se fixant par derrière à l'aide d'un cordon destiné à permettre une constriction à volonté.

Dans la figure 93, le même appareil se boutonne.

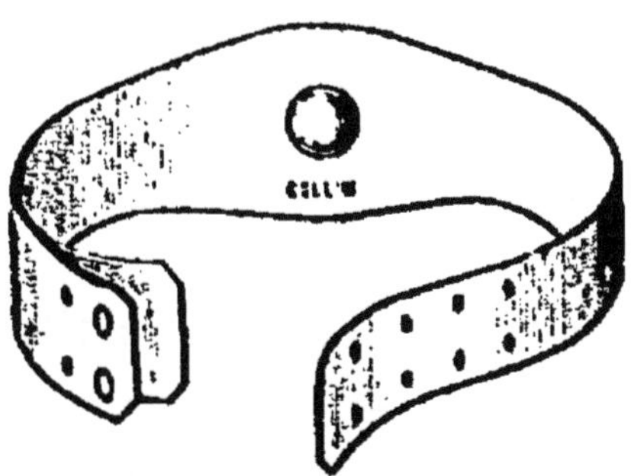

Fig. 93.
Ceinture de caoutchouc avec pelote ombilicale boutonnée.

On a varié les modes d'attache pour permettre une constriction plus exacte. Cela n'a pas grand intérêt.

Contrairement à ce que croient beaucoup de gens, il n'y a aucune utilité à serrer ces apareils dont l'efficacité est déjà contestable et il y a beaucoup de dangers à le faire.

La figure 94 représente encore une ceinture de caoutchouc. Mais la lame de caoutchouc qui la constitue est perforée.

Cela diminue un peu les inconvénients du contact du caoutchouc et de la peau en permettant à la transpiration de passer un peu.

Ce n'est pas, du reste, une bien importante atténuation des inconvénients graves du caoutchouc en

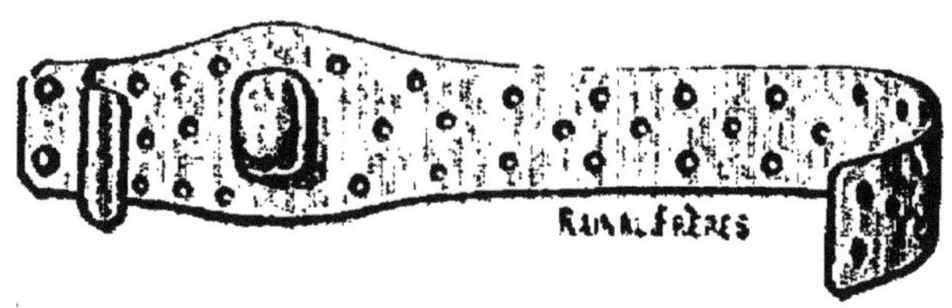

Fig. 94.
Ceinture de caoutchouc souple boutonnée sur le côté, tissu perforé, pelote carrée.

contact direct avec la peau si susceptible des petits enfants.

Cette figure montre encore une petite modification qui n'est pas sans importance. La pelote remplie d'air est carrée au lieu d'être ronde et elle est très large. Cette forme donne un peu moins de tendance à pénétrer l'anneau.

Si la pelote était d'une largeur très considérable et le moins saillante possible, ce serait encore mieux.

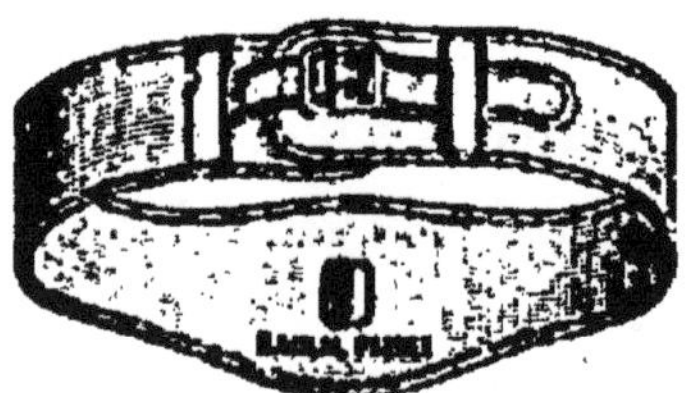

Fig. 95.
Ceinture ombilicale en tissu perméable et souple, pour très jeunes enfants, pelote carrée.

La figure 94 représente une ceinture souple en tissu élastique avec une pelote carrée.

Si on veut mettre un appareil orthopédique à un enfant, c'est celui-ci ou un appareil du même genre qu'il faut choisir.

Il sera très facile à construire, car il est inutile qu'il soit appliqué avec force.

Il n'a besoin que d'un contact large et vague avec la périphérie de l'anneau.

Il ne doit déterminer aucune gêne, il ne doit entraver en aucune manière les fonctions de l'enfant.

Quelle que soit la forme du bandage, quelles que soient ses conditions de constriction, il y aurait lieu de rejeter d'une façon absolue les pelotes pénétrant l'anneau.

En outre, dès que la ceinture serre le ventre un peu énergiquement, on peut être assuré qu'elle nuit au développement complet de la paroi qui doit mener à la fermeture de l'anneau.

CHAPITRE XIV.

—

Bandages inguinaux et cruraux chez l'homme et chez la femme.

Dans les catalogues, vous ne rencontrez aucune désignation spéciale pour les bandages que l'on doit placer chez l'homme et chez la femme. De fait, quand il s'agit de bandages de confection on n'établit point de bandages différents pour les deux sexes et l'on choisit dans les stocks ceux dont la taille s'applique le mieux, ceux qui sont un peu plus mous, pour s'ajuster en se tendant bien sur la circonférence plus excavée du bassin de la femme. Tout au plus indique-t-on des pelotes en forme de poire.

Quand il s'agit du bandage fait sur mesure il doit en être autrement.

Bandage inguinal.

Le bandage inguinal de la femme peut beaucoup ressembler au bandage inguinal de l'homme par sa garniture. Toutefois la peau de la femme supporte mal les pressions et on se trouve dans la nécessité de rechercher les tissus et les coussins les plus doux.

La pelote ovalaire un peu allongée s'applique

mieux chez elle que la pelote triangulaire. De là la désignation de la pelote en poire.

Soit à cause de cette délicatesse de la peau, soit à cause de la saillie des épines pubiennes, les femmes supportent la pression en avant moins bien que les hommes. Il faut s'en défier dans l'adaptation du bandage.

Mais, ce qui fera la différence la plus importante, c'est la différence de forme du bassin.

La femme a les os du bassin plus larges. Le bassin est plus ouvert, plus étalé.

Pour suivre plus exactement le contour du bassin

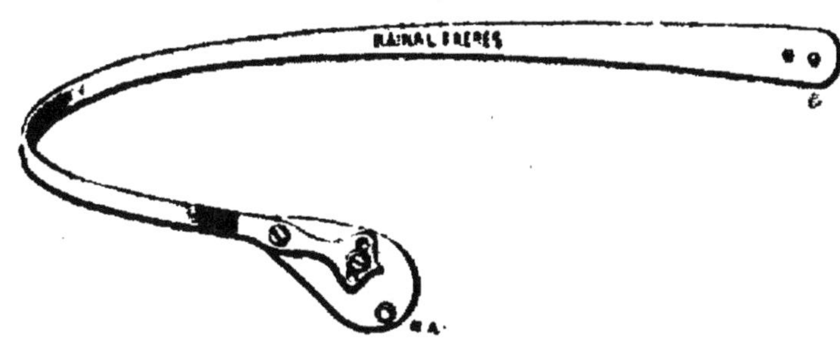

Fig. 96.
Ressort inguinal homme.

et du sacrum, le ressort du bandage doit être plus ouvert.

A cause de la forme du bassin, l'orifice du canal inguinal est un peu plus en dehors et un peu plus bas par rapport à la crête iliaque.

Le ressort doit donc être un peu plus court que celui de l'homme. (Fig. 97.)

L'écusson doit être aussi un peu plus incliné sur

le collet, de façon à s'abaisser un peu vers la cuisse.

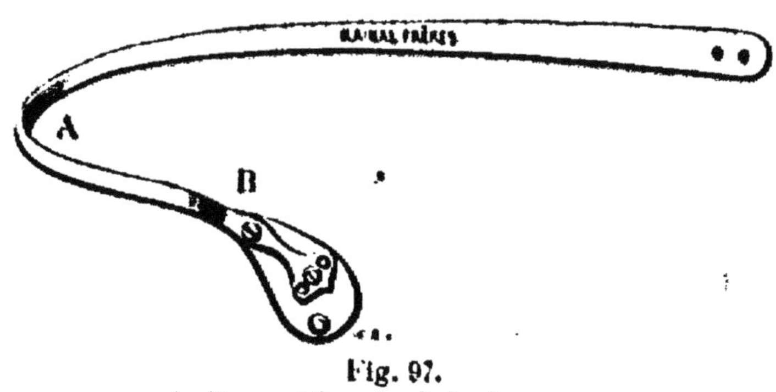

Fig. 97.
Ressort inguinal de femme.

Que l'on compare les figures 96 et 97, c'est-à-dire le ressort inguinal pour homme avec le ressort inguinal pour femme, on appréciera facilement les différences d'aspect.

On se rendra compte très aisément de l'inclinaison différente du collet.

Si on vient à comparer les figures 97 et 99 on sera frappé de la ressemblance que le ressort inguinal femme prend avec le ressort crural.

Ce ressort diffère par la forme et, comme nous l'avons dit plus haut, par la dimension qui se trouve être un peu plus courte que celle du ressort homme.

Peut être à cause de cette différence, peut être à cause de la difficulté de bien faire suivre au resssort le pourtour évasé du bassin de la femme, il arrive que l'on ait avantage à allonger le ressort jusqu'à lui donner les dimensions onze douzièmes du tour du corps du bandage de Camper.

On applique ainsi, sur le bassin, le bandage inguinal dans des conditions très satisfaisantes.

MM. Rainal insistent avec juste raison sur cet artifice qui permet de bien fixer en place des bandages chez des femmes chez lesquelles le bandage inguinal ne restait jamais en place.

On peut encore faire, relativement aux pelotes, une remarque très pratique.

La hernie de la femme présente une figure très longue, très abaissée vers la vulve, vers la face interne de la cuisse.

Il faut que le bandage, en certains cas, suive cette forme en quelque sorte, et des hernies volumineuses, difficiles à contenir comme les hernies qui descendent très bas dans le scrotum, seront maintenues par des pelotes très allongées et munies du sous-cuisse adhérent comme les pelotes à bec de corbin les plus allongées.

Bandages cruraux chez l'homme et chez la femme.

La hernie crurale est tellement plus commune chez la femme que chez l'homme que tout ce que nous avons dit des bandages cruraux s'applique plus à la femme qu'à l'homme.

Le bandage crural de l'homme se différencie moins du bandage crural de la femme que le bandage inguinal de l'homme du bandage inguinal de la femme.

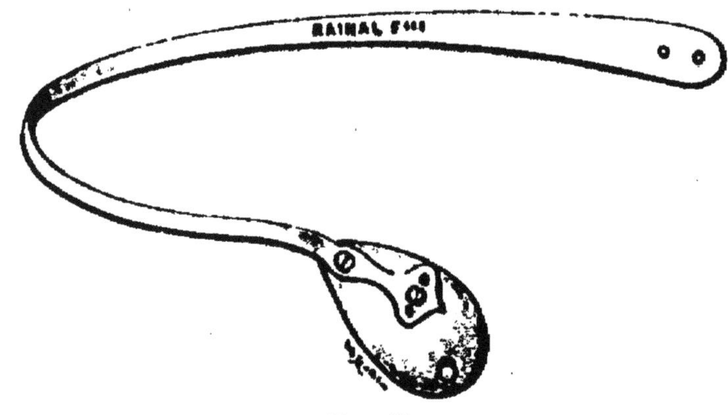

Fig. 98.
Ressort crural de l'homme.

Toutefois, il faut au ressort pour l'homme moins d'ouverture que pour la femme, ce qui tient à la même cause que pour le bandage inguinal, à l'ouverture moins large du bassin. (Fig. 98.)

Au point de vue de la longueur du ressort il faut compter encore la diminution du ressort chez la femme, due au recul en dehors de l'orifice crural herniaire.

Mais, à la longueur près, les deux ressorts cruraux de l'homme et de la femme devront avoir encore une petite différence.

Le collet, chez la femme, doit être un peu plus long et être un peu plus tourné en bas.

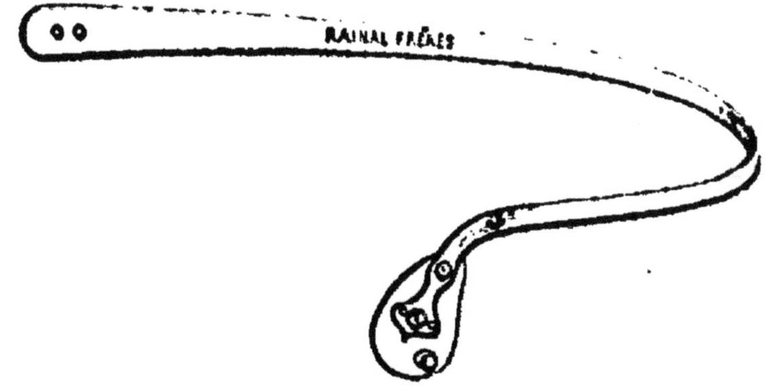

Fig. 99.
Ressort crural de la femme.

On exprime cela en disant que la hernie crurale chez la femme est plus basse que chez l'homme.

Cela tient beaucoup à l'épaisseur du tissu cellulo-graisseux plus abondant chez la femme.

On remarquera que ces différences entre les deux bandages cruraux pour homme et pour femme sont de détail difficile à saisir.

Toutefois, quand un bandage est bien fait *sur mesure*, on observe facilement ces différences, qu'une application exacte des mesures a produites.

CHAPITRE XV.

—

Conseils pratiques pour le choix du Bandage.

Trop souvent le médecin, après avoir reconnu une hernie indique sa variété et dit simplement au patient : « Allez chez un bandagiste ou chez un pharmacien et demandez un bandage ! »

Le médecin a tort de méconnaître ainsi son rôle et le bandagiste aurait besoin de certains renseignements qui l'aideraient certainement à faire une meilleure besogne.

La première indication qu'il doit donner est relative à la réductibilité de la hernie.

Hernie facile à réduire, facile à maintenir. *Bandage ordinaire et de pression modérée.*

Hernie plus difficile, rentrant aisément mais ressortant très facilement. *Hernie sans complication, bandage fort.*

Le médecin peut-il aller plus loin et indiquer exactement la pression nécessaire? Certainement non quoiqu'en ait dit Malgaigne. Il n'en peut rien savoir s'il n'a lui-même construit des bandages.

Mais il peut constater encore que la hernie est *difficile*, qu'elle *est grosse*, qu'elle *descend très bas.*

Il peut alors indiquer que le bandage devra être fort, que la pelote devra être *grosse* et même qu'elle devra être en bec de corbin avec sous-cuisse continu (pelote anatomique).

Il faut surtout qu'il indique au bandagiste les conditions que celui-ci ne pourra constater.

Nervosité et sensibilité du sujet qui supportera mal les pressions.

Peau délicate qui devra être ménagée.

Etat général du sujet.

Le sujet est-il tousseur? A-t-il des lésions pulmonaires graves? A-t-il présenté quelques complications locales qui donne une indication particulière au bandagiste (varicocèle, orchite, ganglions).

Il faut dire au bandagiste les travaux que fait le sujet, ses occupations habituelles.

Dans le cas très rare (hernie crurale, hernie épigastrique), dans lequel le *sac est réductible*, le médecin devra le signaler, car il y a là une indication précieuse.

Si le sujet est exposé à des accidents graves (diabète), il est utile que le bandagiste en soit averti.

Différents renseignements sont encore utiles pour les cas particuliers du bandage.

1° Le sujet jeune espère la guérison par le bandage.

J'ai dit que cette espérance était illusoire ;

2° Le sujet trop gras ou à parois effondrées ne peut aspirer à l'opération de cure radicale ;

3° Le sujet ne veut pas accepter l'opération ;

4° Le sujet est trop âgé pour la subir dans de bonnes conditions ;

5° Le sujet déjà opéré est en état de récidive qui ne permet pas d'opérer dans de bonnes conditions.

Ce cas est malheureusement trop commun aujourd'hui avec l'énorme proportion des opérations faites dans de mauvaises conditions et par de mauvais procédés.

Le bandagiste a besoin de savoir si la hernie est revenue volumineuse et d'issue facile ou si le bandage qu'on lui demande n'a d'autre but que de soutenir une paroi en voie d'effondrement.

On voit que dans les meilleures conditions de traitement l'observation du médecin serait bien nécessaire.

Bandage construit pour le patient par le bandagiste.

La meilleure solution consiste à adresser le patient, muni de son ordonnance motivée, à un bandagiste constructeur.

Le nombre des bandagistes susceptibles de construire un bon bandage, dans les très grandes villes, s'est accru heureusement à notre époque. Pourtant ils restent encore peu nombreux. Beaucoup ne sont que des négociants qui ont des dépôts de bandages tout faits.

Toutes les fois qu'on peut se fier à un bon constructeur, la condition est la plus satisfaisante.

Le bandage sera construit sur mesure et moulé sur le sujet en quelque sorte.

Encore le patient doit-il se soumettre à tous les tâtonnements que nous avons indiqués.

Essayer le bandage.

Le porter, puis le montrer à plusieurs reprises au bandagiste.

Le faire examiner par son médecin après l'avoir reçu, puis après l'avoir porté pendant quelque temps.

Bandages à faire construire sur mesure.

Dans l'impossibilité de faire aller le patient chez le bandagiste peut-on encore obtenir un bandage sortable?

Certainement oui. Il faut alors prendre des mesures le plus exactes possible et ici le rôle du médecin va devenir plus important.

Tous les bandagistes sont en condition de faire sur mesure, par correspondance, des bandages qui ne s'ajusteront pas sans doute avec la même perfection que les bandages faits, le sujet étant présent, mais qui seront incomparablement supérieurs aux bandages que l'on pourrait demander à la confection.

Les constructeurs qui sont sollicités d'établir un

bandage sur mesure demandent à leurs clients les indications nécessaires.

Voici, pour exemple, celles demandées par M. Collin :

Hernie inguinale.

Indiquer le volume de la hernie, le côté de la hernie, le volume.

Dire si elle est restée au voisinage de l'anneau inguinal ou si elle descend bas. Est-elle scrotale?

Quelle est la circonférence du corps prise horizontalement au niveau de la hernie?

Circonférence horizontale au niveau de l'anneau inguinal externe.

Quel âge a le sujet?

Est-il maigre, gras ou de corpulence moyenne?

Hernies inguinales doubles.

Volume des hernies.

Leur différence.

L'une des hernies est-elle scrotale? De quel côté?

Circonférence du sujet prise horizontalement au niveau de la hernie.

Age du sujet.

Est-il maigre, gras, ou de corpulence moyenne?

Hernie crurale.

Côté de la hernie.

Volume de la hernie.

Circonférence du bassin prise horizontalement au niveau de la hernie.

Age du sujet.

Sujet maigre, moyen ou gras.

Hernie ombilicale.

Hernie petite ou grosse.

Sexe du sujet.

Age.

Y a-t-il écartement de la ligne blanche?

Indiquer la circonférence prise exactement au niveau de la hernie.

Voici le questionnaire qui est indiqué par MM. Rainal frères :

Pour toutes les hernies.

1° Indiquer le sexe, l'âge, la profession ;

2° Désigner approximativement le volume de la hernie ;

3° Indiquer son ancienneté ;

4° La hernie est-elle réductible ou non?

5° Indiquer les autres infirmités dont le sujet est atteint (maladies des voies respiratoires, constipation, adénites locales nécessitant une forme particulière) ;

6° Indiquer le plus ou moins de sensibilité du sujet.

Puis toutes les mesures seront prises le sujet étant debout, comme dans la figure 100.

7° La hernie *inguinale* est-elle à droite, à gauche, est-elle double?

8° Dans le cas de *hernies doubles*, leurs proportions ;

9° Prendre exactement avec un mètre souple la circonférence du bassin un peu au-dessous des crêtes iliaques ;

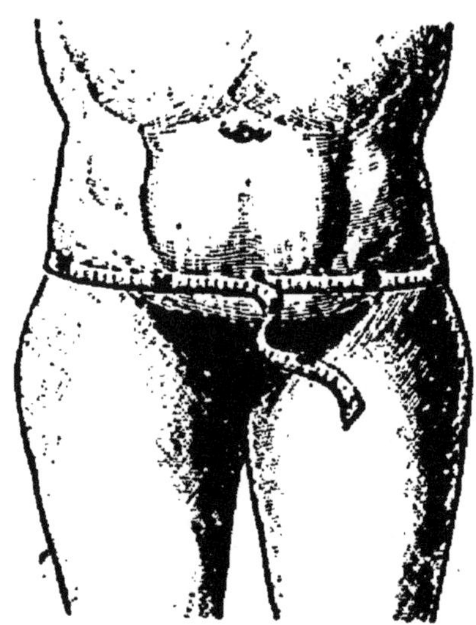

Fig. 100.
Manière de prendre les mesures pour le bandage inguinal et crural.

10° Pour la *hernie crurale*, la même mesure sera prise. Indiquer de même le côté de la hernie ;

11° Pour la *hernie ombilicale* prendre la mesure bien horizontalement au niveau de l'ombilic.

M. Mathieu demande les renseignements généraux pour la nature (inguinale, crurale), le côté, le volume, la réductibilité de la hernie. Il demande la circonférence du bassin prise comme dans le shéma ci-joint, 2.

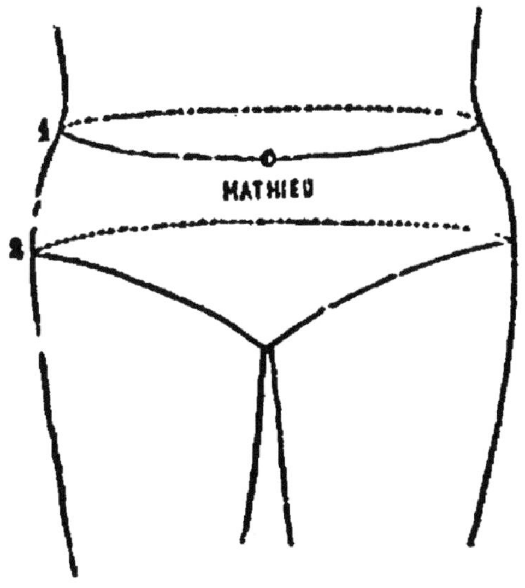

Fig. 101.
Manière de prendre les mesures pour les hernies ombilicales et pour les hernies inguinales.

Le n° 1 indique la circonférence ombilicale nécessaire pour le bandage ombilical.

M. Wickham, dans son livre sur le bandage anglais, indique la possibilité de faire le bandage si on lui donne les indications suivantes :

Il faut prendre, sans serrer, la circonférence totale du bassin, en centimètres, à l'endroit où doit passer le bandage.

Les points de repère sont les suivants :

En arrière, deux ou trois travers de doigt au-dessus du commencement du pli interfessier ; sur les hanches, deux ou trois travers de doigt au-dessous de l'épine iliaque antérieure et supérieure, en avant un ou deux travers de doigt au-dessus de la racine de la verge.

Il faut ajouter à ce chiffre :

Le côté de la hernie.

Son volume au moment de son plus grand développement, énoncé par comparaison avec une amande, une noix, une mandarine, une pomme, une poire, un poing. Ces comparaisons sont bien plus utiles que des mesures exactes difficiles à prendre.

Des renseignements généraux sur l'âge, l'état général, les occupations des hernieux.

Il y aura avantage à ajouter à ces renseignements une appréciation sur la conformation du bassin, arrondi, large, gras ou maigre, hanches hautes ou évasées.

Il est bon de signaler si les muscles fessiers sont saillants ou peu marqués ou s'il y a une proéminence particulière de l'abdomen.

Ces exemples suffisent à montrer au lecteur comment il est possible à un médecin de donner au loin au fabricant des indications à peu près suffisantes.

Si avec cela le médecin est capable de faire essayer le bandage, il pourra compléter son œuvre en faisant essayer.

Cet essai, il pourra le faire faire en se guidant sur notre exposé de l'application des bandages. Mais il ne faut pas oublier que ce ne peut être un essai de quelques instants.

Le patient doit porter *plusieurs jours le bandage* pour en apprécier exactement les qualités. On essaye à nouveau après ce temps.

Il faut même qu'il soit plusieurs fois *remis en place* par le médecin (en l'absence du bandagiste), pour qu'il trouve bien sa place.

Ce qui est vrai du bandage fait et revu par le bandagiste, mesuré directement et revu par le bandagiste lui-même, est bien plus vrai encore de celui qui aurait été fait sur les mesures transmises de loin.

Habituellement, le bandage est appliqué sans l'intervention du médecin. Si celui ci prend la peine de l'étudier, les chances d'une bonne application sont plus grandes.

Choix du bandage de confection.

Enfin, il y a un autre mode de choix du bandage herniaire qui, malheureusement, est de beaucoup le plus commun. Le hernieux étant loin de tout constructeur et ne pouvant ou ne voulant avoir recours au mode précédent, on lui cherche dans un stock de bandages de confection ce qui peut s'appliquer à sa hernie.

Il est bien évident que dans ce cas il ne peut espérer trouver une application et un ajustement comparable à celui des précédents modes. Mais si le médecin veut bien présider à ce choix après en avoir étudié les possibilités et les conditions principales, il peut éviter beaucoup de fautes commises par les pharmaciens, les herboristes et les agents non instruits médicalement qui, d'ordinaire, tiennent ces sortes de fournitures.

Il y a quelques règles indispensables pour choisir *le bandage le moins mauvais possible.*

Il faut :

Pour le *bandage inguinal,* choisir un bandage dont l'ensemble n'excède que peu le tour du corps pris avec le mètre souple, comme nous l'avons indiqué plus haut.

On voit souvent apliqués des bandages pour lesquels le fournisseur *a fait bonne mesure.* C'est-à-dire que pour ne pas recevoir de reproches sur le trop peu de dimensions du bandage, il a donné un bandage trop long.

La pelote arrive à l'épine pubienne, la dépasse et n'appuie pas du tout sur le canal inguinal.

Il faut, au contraire, que la pelote couvre bien le canal et ne fasse qu'appuyer ou piquer en avant au-dessous de l'épine pubienne.

Beaucoup de bandages sont placés trop en avant et laissent passer la hernie qui se développe du reste tout à son aise dans le canal inguinal.

C'est pour la même raison que pour le bandage de confection il faut toujours choisir une pelote plus grosse que celle que mettrait un bandagiste qui fait un bandage sur mesure.

C'est le seul moyen de recouvrir un peu le canal inguinal sur lequel la pelote appuiera toujours sans précision.

Il faut, par contre, toujours se défier du bandage trop court. Dans les stocks de bandages ceux, par exemple, que l'on met à notre disposition dans les hôpitaux, il arrive trop souvent que le bandage ait l'air de se bien ajuster sur le canal inguinal plutôt que sur l'orifice antérieur.

Si la pelote ne presse pas un peu en avant de l'orifice du canal inguinal, vous pouvez être assuré que le bandage est trop court et qu'au moindre déplacement cet orifice sera franchi par la hernie qui laissera la pelote derrière elle.

C'est une manière de mettre un bandage dangereux, car, en ce cas, ce n'est pas parce que le bandage s'est tout à fait déplacé que la hernie est sortie, mais simplement parce qu'il a fait un léger recul sans se desserrer et il pèse sur la hernie de toute la force du ressort.

On essaiera le bandage avec toutes les précautions que nous avons indiquées à propos de l'essai des bandages.

Bien entendu le bandage a été mis et essayé dans la position couchée.

On relève le sujet et on voit si le bandage bien fixé tient sur le sujet debout.

Puis on lui fait faire des mouvements de flexion du tronc, lever les bras.

On le fait accroupir.

Dans ces diverses positions on le fait tousser et se moucher, puis on le fait marcher pour voir s'il est à l'aise.

Au moment de cet essai, je conseille de faire un premier essai *sans avoir ajouté de sous-cuisse* et en cherchant quelle doit être au juste la tension de la courroie pour maintenir le bandage.

Puis, l'essai terminé, on ajoute le sous-cuisse et, suivant que le bandage tenait mieux ou plus mal, on peut serrer le sous-cuisse ou montrer au patient à le serrer quand il aura besoin de faire de grands mouvements ou de grands efforts.

Je fais remarquer, encore une fois, que pour tout bandage de confection il ne faut pas accepter de bandage sans sous-cuisse.

Ce n'est qu'avec cet accessoire que le bandage peut être de quelque utilité ; et il est sage de faire prendre immédiatement l'habitude de le porter.

Comme je viens de le dire, la pelote doit habituellement être volumineuse rélativement à la hernie.

Aussitôt qu'une hernie sera un peu grosse, un peu glissante, l'usage des pelotes à bec de corbin, de la pelote anatomique, deviendra indispensable.

Il faut aussi savoir choisir des bandages plutôt puissants et durs. Les bandages mous ne sont d'aucune utilité et d'aucun usage, parce que la trempe médiocre du bandage de confection n'a pas de résistance.

Si, dans le bandage de confection, on n'a pas choisi un ressort trop fort, il est rapidement hors d'usage et le bandage qui maintenait bien la hernie ne la maintient plus.

Ce n'est qu'avec *le bon bandage de bandagiste* que l'on peut se permettre d'employer *juste* la pression nécessaire.

De même, si l'on veut tirer de ce bandage les effets utiles, il faut toujours le serrer vigoureusement.

Toujours avec les mêmes précautions, on choisira le bandage inguinal double en se conformant aux mêmes principes.

Le bandage double de confection est encore plus difficile à choisir exactement que le bandage simple.

Cela tient aux conditions générales que j'ai exposées au chapitre des bandages. Comme le bandage double tiendra plus mal encore que le bandage simple, il faut avoir des pelotes grosses, même pour des hernies de médiocre volume.

Aussitôt que la hernie d'un côté a un peu de volume, il ne faut pas hésiter à mettre de ce côté une pelote anatomique, avec son sous-cuisse continu.

On a, de la sorte, un bandage dont l'ensemble a bien plus de solidité que le bandage à pelotes ordinaires, même avec un sous-cuisse.

Toutefois, sur un bandage double ordinaire, on mettra toujours au moins un sous-cuisse d'un côté.

Dans les stocks de bandages doubles chez les pharmaciens, on trouve encore assez souvent des bandages doubles dont les deux pelotes *sont portées sur un seul ressort.*

Ce sont deux pelotes qui se *placent à cheval* au-dessus de la verge, continues avec un ressort comme sur un prolongement de bandage simple.

Ce sont de détestables appareils, sans valeur aucune, qu'il faut rejeter.

Bandage ombilical.

Pour le bandage ombilical on doit savoir que les vrais bandages à un ressort demi tour du corps iront toujours mal et ne maintiendront pas la pelote.

On choisira ceux qui portent des pelotes arrondies non trop saillantes.

Le bandage ombilical doit être choisi déterminant une constriction assez forte.

Très souvent les patients ne le supportent pas.

Le médecin ne devra pas être très surpris si, pour

le choix de ce bandage, il éprouve de nombreux déboires.

Le bandage à deux ressorts s'applique mieux, mais il est assez difficile de le trouver allant à peu près bien sans l'avoir fait faire sur mesure.

Quant à la ceinture avec pelote que j'ai indiquée comme l'appareil le plus pratique, on conçoit aisément qu'on ne peut la faire que sur mesure.

Bandage crural.

On constate avec quelque étonnement que les sujets qui ont demandé des bandages de confection pour des hernies *crurales* portent souvent des bandages *inguinaux*.

Ce n'est pas toujours parce qu'on s'est trompé sur la nature de la hernie. C'est souvent parce que le stock ne contenait plus de bandages cruraux, qui sont de moindre débit.

Cela tient aussi, à la vérité, à ce que les bandages cruraux souvent ne sont pas connus de celui qui essaye et donne le bandage.

Il faut remarquer que le bandage crural de confection est destiné à aller beaucoup plus mal que le bandage inguinal.

Comme nous l'avons déjà indiqué, tout bandage crural est très inférieur comme protection au bandage inguinal. Aussi faut-il compter sur le bandage crural de confection moins encore que sur le bandage inguinal de confection.

Comme il s'agit surtout de femmes, pour la hernie crurale, on cherchera dans le stock le bandage qui s'ajuste à peu près, mais sans blesser. On ne met pas une pelote volumineuse aussi impunément dans la région crurale que dans la région inguinale.

Il ne faut naturellement pas manquer de choisir un sous-cuisse susceptible de s'appliquer sur le collet du bandage, de tourner au-dessous de la fesse et de revenir s'accrocher sur la pelote.

Il faut même que ce sous-cuisse soit très serré, sans cela il ne tient rien et le bandage se déplace avec une grande facilité.

Il ne faut pas être trop surpris si le sujet supporte très mal ce bandage. La constriction doit être énergique et même quand la hernie est bien réduite, la saillie du sac est sensible et la pression du bandage est mal supportée.

TABLE DES MATIÈRES

CHAPITRE III

CHAPITRE IV

CHAPITRE V

CHAPITRE VI

CHAPITRE VII

CHAPITRE VIII

CHAPITRE IX

CHAPITRE X

CHAPITRE XI

CHAPITRE XII

CHAPITRE XIII

CHAPITRE XIV

CHAPITRE XV

TABLE ALPHABÉTIQUE DES MATIÈRES

INDICATION BIBLIOGRAPHIQUE

DES PRINCIPAUX TRAVAUX DU

Dr LUCAS-CHAMPIONNIÈRE

SUR LES HERNIES

Cure radicale des hernies. Un volume de 125 pages, avec 13 figures (1887).

Cure radicale des hernies. Volume de 720 pages, avec figures statistiques de 275 opérations. — Ouvrage ayant obtenu le prix Montyon 1892.

Cure radicale de la hernie inguinale, d'après neuf cent quatre-vingt-neuf opérations. — Description de la méthode avec figures. — Quelques résultats. (Extrait du *Journal de Médecine et Chirurgie pratiques*, année 1901, 10 avril.)

Congrès d'Amsterdam, 1879. — Cure radicale après étranglement.

Epiploite enflammée. (*Société de Chirurgie*, 1883.)

Cinq observations de cure radicale de hernie sans étranglement. (Congrès de Chirurgie, 1885.)

Cure radicale de hernie épiploïque. (*Société de Chirurgie*, 1885.)

Cure radicale des hernies sans étranglement. (*Journal de Médecine et de Chirurgie pratiques*, 1886, avril.)

Cure radicale des hernies sans étranglement; conditions de succès et indications opératoires. (*Semaine médicale*, août 1887.)

Cure radicale. (*Société de Chirurgie*, 1887, page 737.)

Cure radicale. (*Congrès français de Chirurgie*, 1888.)

Cure radicale pour irréductibilité par franges de l'intestin. (*Société de Chirurgie*, 1888.)

Etude sur la cure radicale de la hernie non étranglée; statistique de 120 opérations; inutilité du bandage après l'opération. (*Journal de Médecine et de Chirurgie pratiques*, 1888, décembre.)

Sur la cure radicale des hernies. — Série nouvelle de 114 cas complétant un total de 38[illegible] cas; mémoire présenté à l'Association pour l'avancement des sciences. (*Journal de Médecine et de Chirurgie pratiques*, 1890, novembre.)

Cure radicale des hernies inguinales chez la femme. (*Société de Chirurgie*, 1891, p. 404.)

Cure radicale de la hernie inguinale chez la femme et en particulier de la hernie congénitale. (*Journal de Médecine et Chirurgie pratiques*, année 1891, juillet.)

Cure de la hernie sans étranglement chez la femme. (*Journal de Médecine et Chirurgie pratiques*, 1891, 25 octobre.)

Ectopie testiculaire simple ou compliquée de hernie congénitale. (*Société de Chirurgie*, 1889, page 311.)

Hernie congénitale ; cure radicale. (*Société de Chirurgie*, 1899, page 891.)

Descente artificielle des testicules dans un cas de cryptorchidie. (*Société de Chirurgie*, 1887, p. 658.)

Les anomalies du testicule. — Anomalies de nombre, de volume, de situation. — Ectopie abdominale double ou cryptorchidie. — Opération d'abaissement et cure radicale des hernies. — Résultats au bout de 12 ans. — 44 opérations faites pour ectopies testiculaires doubles et simples. — Résultats heureux. — Importance de la hernie et de la cure radicale. (*Journal de Médecine et Chirurgie pratiques*, 1900, 10 juillet.)

Rapport sur une épiplocèle tuberculeuse. (*Société de Chirurgie*, 1888, page 816.)

La hernie ombilicale. — Thérapeutique et cure radicale. — Sur 18 cas de hernies ombilicales et 11 cas de hernies épigastriques traitées par la cure radicale. — A propos du bandage et de quelques soins palliatifs. — La purgation. (*Journal de Médecine et Chirurgie pratiques*, 25 août 1895.)

Traitement palliatif de la hernie ombilicale. — Les bandages. (*Journal de Médecine et Chirurgie pratiques*, 10 mars 1903.)

Hernies enkystées. (*Société de Chirurgie*, 1892, page 799.)

Hernie traumatique opérée de cure radicale. (*Société de Chirurgie*, 1893, page 470.)

Hernie du gros intestin irréductible par hypertrophie des franges épiploïques. (*Société de Chirurgie*, 1888, page 562.)

Traitement de la hernie par la bicyclette. — Les exercices chez les hernieux. — Usage de la bicyclette pour les complications des hernies. (*Journal de Médecine et de Chirurgie pratiques*, 1899, 10 février.)

Rôle de la graisse dans les hernies. (*Journal de Médecine et Chirurgie pratiques*, 1896, 10 septembre.)

Cas de hernie inguinale de la vessie observés au cours de la cure radicale. — La blessure et la suture de la vessie ; opération sans suture de la vessie. (*Journal de Médecine et de Chirurgie pratiques*, 1902, 10 novembre.)

Clermont-Ferrand, typ. et lith. G. Mont-Louis.

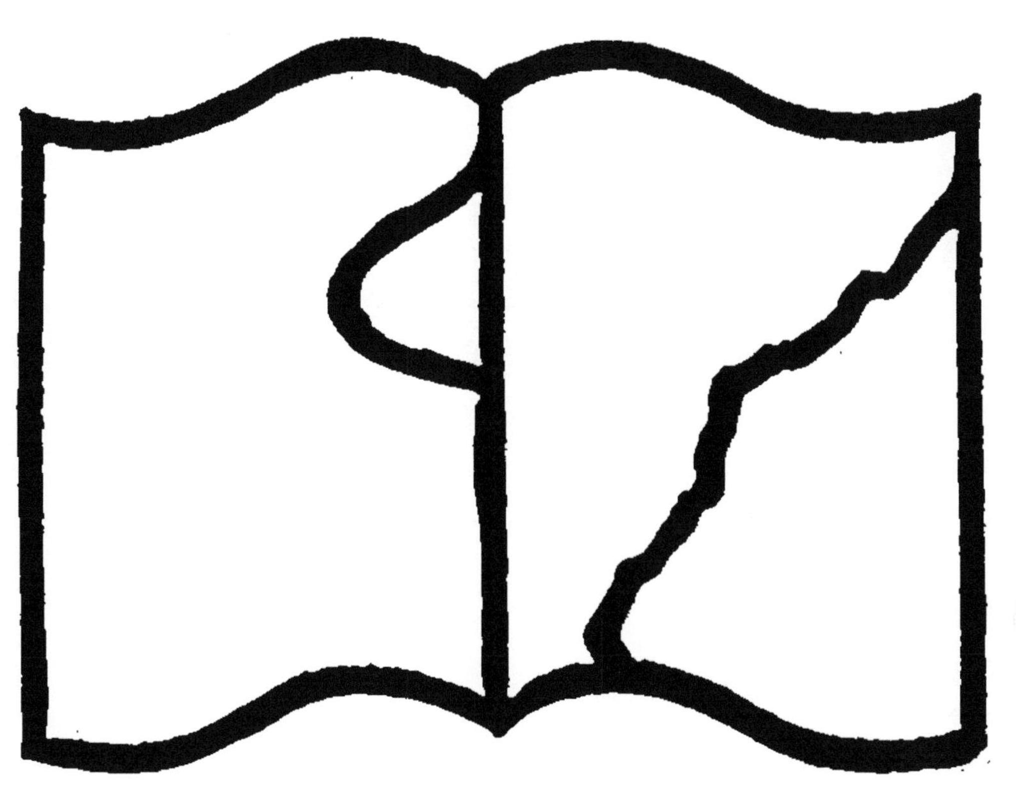

www.ingramcontent.com/pod-product-compliance
Ingram Content Group UK Ltd.
Pitfield, Milton Keynes, MK11 3LW, UK
UKHW020103200726
13856UKWH00002B/348